肺结节的CT诊断与介入治疗

主　编　纪建松　韦铁民
副主编　王祖飞　徐　民　卢陈英　王海林
编　委　（按姓氏笔画排序）

王海永	毛卫波	方世记	刘伟文	刘纯方	汤步富
李伟文	杨伟斌	肖扬锐	吴发宗	应希慧	沈少博
宋晶晶	陈潇	陈为谦	陈春妙	陈敏江	范晓希
林桂涵	周志勇	郑丽云	孟潘炜	赵纯	赵中伟
胡伟铭	胡祥华	夏海红	徐晓飞	翁巧优	高杨
涂建飞	黄渊	黄建胜	章若梦	惠俊国	程雪
赖林强	雷丽燕				

人民卫生出版社
·北京·

图书在版编目（CIP）数据

肺结节的 CT 诊断与介入治疗 / 纪建松，韦铁民主编
. —北京：人民卫生出版社，2021.6
ISBN 978-7-117-31655-2

Ⅰ.①肺… Ⅱ.①纪… ②韦… Ⅲ.①肺疾病 —计算
机 X 线扫描体层摄影 —诊断学②肺疾病 —介入性治疗　Ⅳ.
①R816.41②R563.05

中国版本图书馆 CIP 数据核字（2021）第 099933 号

人卫智网　www.ipmph.com	医学教育、学术、考试、健康，购书智慧智能综合服务平台
人卫官网　www.pmph.com	人卫官方资讯发布平台

肺结节的 CT 诊断与介入治疗
Feijiejie de CT Zhenduan yu Jieru Zhiliao

主　　编：纪建松　韦铁民
出版发行：人民卫生出版社（中继线 010-59780011）
地　　址：北京市朝阳区潘家园南里 19 号
邮　　编：100021
E - mail：pmph @ pmph.com
购书热线：010-59787592　010-59787584　010-65264830
印　　刷：北京汇林印务有限公司
经　　销：新华书店
开　　本：787 × 1092　1/16　　印张：15
字　　数：261 千字
版　　次：2021 年 6 月第 1 版
印　　次：2021 年 6 月第 1 次印刷
标准书号：ISBN 978-7-117-31655-2
定　　价：120.00 元

序

无论是全球,还是中国,肺癌的发生率和死亡率均稳居首位,尤其在我国仍处于快速增长期。近 20 年来,虽然肺癌的治疗方法突飞猛进,但长期生存率仍然无显著改善。迄今,提升肺癌患者的长期生存率主要依赖早期诊断和早期治疗! 在健康中国战略背景下和人民对生命健康要求的进一步提高,疾病诊疗关口前移,肿瘤早期筛查成为常态。现代医学影像学为肺癌的筛查与早期诊断提供了有力的保障,同时,我们必须重视过度使用 CT 等检查所致的辐射和卫生经济学等问题。

肺结节已成为最常见的临床问题之一,如何准确评估肺结节,尤其是良恶性的鉴别诊断,不仅是医疗问题,已上升为某种程度的社会问题。纪建松博士及其团队在国内较早开展了肺结节低剂量 CT 筛查,积累了丰富的经验;并开展了 CT 引导下肺结节消融术等介入微创治疗,诊治兼备。由他主编的《肺结节的 CT 诊断与介入治疗》一书涵盖了肺结节影像检查技术、诊断及治疗,图文并茂,并有大量经典病例和实战案例分享,适合影像与介入科、呼吸内科、胸外科等各个专业领域,是目前难得的一本具有临床实用价值的参考书。

东南大学附属中大医院
2020 年冬于南京

3

前　言

随着我国人口老龄化加速、环境和生活方式的改变，人们的体检意识也越来越强。而随着检查技术的进步、低剂量CT筛查的普及，人们被检出的无症状肺内结节的数目越来越多、结节的体积越来越小、密度越来越淡。那么什么是肺结节？究竟是不是肺癌或者会不会癌变？一听到"肺结节"，大家心里都比较恐慌，甚至"谈结色变"、产生焦虑情绪等。在临床上，肺结节的良恶性鉴别诊断对于诊治非常关键。部分肺结节因缺乏特征性而难以确诊，但患者及其家属常因对肺癌的恐惧而产生极大的焦虑和不安。针对肺结节的诊断与鉴别诊断，本书主要从不同类型肺结节影像学特征、新兴的人工智能辅助诊断、遗传易感基因及病理分型的相关性、肺结节靶向穿刺活检等方面进行实例分析阐述，通过肺结节不同的影像学征象及与病理的相关性分析，判断其良恶性。并通过大量的实例分析，总结需要鉴别诊断的疾病，包括不典型腺瘤样增生、原位腺癌、微浸润腺癌、浸润性腺癌、新型冠状病毒肺炎等。

由于各种原因，肺结节在临床实际处理中存在多样化、随机化和不规范化的现象，本书将对肺结节的诊治进行全面阐述，希望对科学、合理、规范化诊断和处理肺结节有所帮助，同时希望本书的出版能给人们正确的认识肺结节有所帮助，减轻患者的心理负担、协助患者及家属做出合理的医疗决策，改善患者预后、降低医疗支出的同时又能提高生活质量。

纪建松

2020 年 12 月

目　　录

第一章

总 论

首先,肺结节是影像学术语,在临床上的定义为肺实质内直径≤3.0cm的类圆形或不规则病灶,临床影像学表现为密度增高的阴影,可单发或多发,边界清晰或不清晰,其通常在体检或诊治其他疾病时被偶然发现,绝大多数都缺乏典型的临床症状,大部分为良性病变,其中仅一小部分为恶性病变或存在恶变潜能。随着CT分辨率的提高和薄层CT扫描在临床上的普及,肺结节的检出率逐年升高。最新的调查研究显示,行胸部CT扫描的患者中,0.39%~0.66%患有肺结节,其中仅约4%的肺结节患者在随访中会逐渐演变为肺癌。根据丽水市中心医院的最新统计资料显示,近3年累计通过胸部CT筛查发现肺部结节患者65 024例。随访缩小的结节约占32.51%;随访过程中增大,高度怀疑恶性的患者,且在我院行外科手术的患者共计1 338例;病理证实的早期肺癌共计683例,约占手术患者的51.05%,约占全部肺结节患者的1.05%。可见CT随访对于肺结节的发现、精准评估以及临床管理尤为重要。高疑肺癌或存在肺癌风险较高因素的肺结节,原则上首先选择胸腔镜下切除术。若存在外科手术禁忌证或恐惧外科手术的患者,可进行介入微创综合治疗,综合患者个人意愿及肺结节的特征,采取不同的治疗手段,包括穿刺活检、射频消融、微波消融、冷冻消融及粒子植入治疗。对于性质难以确定的肺结节,可多学科会诊,综合诊断,定期随访复查动态观察肺结节变化或必要时行穿刺活检术。若肺结节随访过程中提示肺癌风险进一步增大,可再考虑进一步行外科手术或介入微创综合治疗。

对于肺结节的预后随访,通过对不同类型的肺结节制订科学具体的随访策略,最大程度地使患者获益。本书将通过大量的病例来解读不同类型的肺结节用以指导临床诊治。同时,需要注意到的是,随着人类生活环境和习惯的改变,也进一步加重了临床肺结节筛查的工作任务,尤其是全球范围内肺癌的发病率和死亡率逐年提升,使得我们对于肺结节的出现显得格外重视。已有研究指出,如能在肺结节阶段终止肺癌疾病进程,患者的5年生存率可达70%~80%,这将极大地改善肺癌的诊疗现状。

由此可见,临床肺结节的筛查、管理和诊疗工作就显得尤为重要,直接关系到肺癌的早诊早治;同时,实现肺结节的精准诊断也正是临床关注的焦点所在,这也是本书关注的重点。本书将为读者呈现不同肺结节多层次多维度的特征信息,为更好地了解肺结节提供重要借鉴。

基于此,本章将对肺结节的高危致病因素、筛查诊断技术以及治疗方案等最新研究进展逐一进行概括,旨在为临床科学诊疗提供重要依据,同时,为完善我国肺结节患者的科学管理体系提供重要的参考。

一、肺结节的高危致病因素

肺脏作为人体重要的呼吸系统器官，需接触大量的有毒有害物质，这也使得肺结节的致病因素极为复杂。已有研究指出，吸烟、被动吸烟、接触有毒有害物质（包括油烟）、呼吸道疾病史（包括肺结核）、精神因素、家族肺癌史等因素均与肺结节的出现高度关联。在肺结节的大量致病因素中，吸烟已经被确认是一个重要因素，烟草会产生苯、砷、尼古丁、一氧化碳和烟焦油等有害物，能够明显损害患者的支气管上皮细胞，显著增加患者肺部结节出现的概率，且更容易诱导肺结节的恶变。同时，每日油烟接触时间也是肺结节的高危因素，厨房油烟的成分主要包括苯并芘、挥发性亚硝胺、杂环胺类化合物等物质长期吸入能够明显损害患者支气管上皮细胞，导致患者出现细胞病变，明显增加患者肺结节的出现概率。肺结核同样也是肺结节的危险因素，肺结核会对患者的肺部造成慢性损害，影响患者支气管黏膜上皮的正常功能和机体的免疫抗病毒能力，间接促进患者肺结节的发生，患者肺结核钙化的病灶、结核性瘢痕、肺泡上皮细胞增生和增殖、陈旧性空洞壁及其支气管等能够促进肺结节的进展。因此，对于肺结节的预防需从日常生活着手，尽可能避免接触有毒有害致癌物的吸入，这将极大地减少肺结节的出现，并降低肺结节的恶变。

二、肺结节的临床检查技术与精准诊断方法

临床上肺结节的常规诊断过程包括对患者临床病史的采集，影像学上肺结节的特征分析、随访过程中的动态变化，以及必要时的肺结节穿刺活检获得的病理组织学诊断。目前CT引导下的肺结节穿刺活检术，是临床肺结节诊断的"金标准"，该技术往往是在影像学上肺结节良恶性难以鉴别的情况下，需进一步确诊时使用，但是该方法具有一定的侵袭性和潜在风险。

而通过影像学方法进行肺结节诊断相对安全无创。目前肺结节影像学检查方法包括X线片、电子计算机断层扫描（computer tomography，CT）、磁共振成像扫描（magnetic resonance imaging，MRI）以及分子影像学检查方法等，其中X线片和CT是临床最为常用的检查手段，尤其是随着CT扫描设备和成像技术的快速更新发展，辐射剂量大幅降低的同时有效提高了图像质量，其在肺结节筛查工作中展现了极大的优势，已成为肺结节筛查最有效的方法。

随着CT设备的普及推广，国内外针对肺结节的诊疗指南均推荐CT作为肺结节患者的常规随访策略。同时，由于物理和技术上的限制，MRI在肺部疾病的

诊断中仅起到了次要作用。但近年来磁共振扫描技术和设备快速发展,MRI 也已经发展成为一种解决临床上特定肺部问题的成熟技术。另外,在分子影像检查方面,PET/CT 同样展现出一定的优势,较多用于性质不确定的实性肺结节的鉴别诊断,具有较高的灵敏度和特异性。本书将对各个不同的肺结节影像学检查方法进行详细描述,分析各个方法的优劣。

影像组学技术在肺结节精准诊断方面同样展现出一定的应用推广潜力,可从医学图像中自动化定量评估图像特征。在影像组学图像采集中,CT 也是最广泛使用的成像模式,可用来评估肺结节的影像学征象和形态学特征,已发展成为融合影像、基因、临床等信息的辅助诊断、分析和预测的方法。在影像组学特征提取及筛选过程中,随着计算机运行速度、处理能力、存储容量的提升,可有效解决肿瘤异质性难以定量评估的问题,对肺结节的良恶性鉴别诊断具有重要的临床价值。影像组学所采用的鉴别方法也逐渐从逻辑回归、LASSO 回归、主成分分析(principal component analysis,PCA)等传统的数据统计分类器,逐渐向随机森林、支持向量机、人工神经网络等更复杂的机器学习模型发展。因此,多源信息融合、全自动感兴趣区域分割、更高数量级的特征提取、复杂机器学习分类器的运用,已成为肺结节精准鉴别诊断影像组学的未来发展趋势。

随着人工智能和机器学习等技术的飞速发展,运用计算机技术智能辅助临床肺结节精准诊断已成为趋势,且多个研究成果已逐步进入临床试用。近年来,一些计算机算法,如:密度直方图、列线图、微分几何、加权规则、逻辑回归分析、容量分析、Cox 比例风险和逻辑回归、泊松回归等,在提高肺结节诊断准确率、减少漏诊、提高工作效率等方面起到了极大的促进作用,可用于辅助放射科医师判断和鉴定肺结节,尤其是磨玻璃肺结节的良恶性诊断。深度学习技术的出现也进一步实现了肺结节候选位置检测、假阳性减少和良恶性鉴别的自动化过程,提升了诊断效率和精准度。在医学图像分析中,常运用在肺结节良恶性鉴别诊断是基于深度学习技术的卷积神经网络(convolutional neural networks,CNN)。基于深度学习的分类预测方法已成为计算机智能辅助诊断的发展方向之一。

三、肺结节临床治疗方案的选择

目前,临床上大多数的肺结节仍以 CT 随访为主,根据肺结节的随访变化情况制订相应的诊疗方案。根据最新肺结节诊疗指南,基于肺结节的类型、恶性概率分级、危险因素和潜在手术风险等综合因素,临床上对肺结节患者有 3 个基本处理策略:①外科/姑息治疗;②非手术活检;③CT 扫描密切随访观察。首先,针对具有高度恶性概率(>65%)的肺结节,推荐处理策略就是外科手术,开胸以及纵隔镜;对于不可手术切除者,采用介入治疗、放化疗等常规姑息疗法进行干预治疗,其中介入治疗也是本书关注的重点,其主要疗法包括:①血管介入治疗;②经支气管介入治疗;③肿瘤内局部消融治疗。其次,针对中度恶性概率(10%~60%)的肺结节,推荐处理策略为非手术活检,主要包括 CT 引导下经皮肺穿刺针吸活检、支气管镜结合支气管内超声、电磁导航支气管镜和虚拟支气管镜导航。最后,针对 CT 扫描监测的适应证,主要包括以下几个方面:①低度恶性概率(<5%)或者偏低概率(30%~40%)的肺结节;②具有外科手术治疗或非手术活检的禁忌证;③不能耐受外科手术治疗或非手术活检。这部分患者采用 CT 定期随访为主。本书将对不同类型的肺结节患者的治疗方案进行概述,指导临床治疗决策。

针对恶性概率较高的肺结节或已经发展为早期肺癌的肺结节,临床往往以手术切除或介入治疗为主,其中手术治疗的指标严格,且手术禁忌繁多,风险较高,创伤面较大,对于患者的自身状况有着很高的要求。相比手术治疗,以射频消融为代表的介入治疗在临床上快速发展,其具有微创性、可重复性、低毒副作用等优点。在临床应用较多的疗法主要包括是血管介入治疗和非血管介入治疗两大类,其中血管内介入治疗包括经支气管动脉栓塞、栓塞化疗或灌注化疗,肺动脉灌注化疗或支气管动脉/肺动脉双介入灌注化疗等;非血管介入治疗包括局部注射治疗、经支气管镜介入治疗、放射性粒子植入以及经皮穿刺物理治疗,其中经皮穿刺物理治疗在临床上发展尤为迅速,其在肺结节的处理中展现出极大的优势,如射频消融、微波消融和冷冻消融等。以上不同的介入疗法在肺结节的管理治疗中展现出了极大的应用潜力,得到了广大医务工作者的广泛认可,这也是本书关注的焦点。

肺结节进展到中晚期肺癌的患者,这也是临床上最为常见的肺癌患者,往往采用放疗、化疗以及介入治疗等姑息性疗法为主,其中放化疗是目前晚期肺癌治疗的主要方式之一,但作为全身治疗方法对于晚期肺癌的控制也不甚理想,在杀伤癌细胞的同时,对于正常细胞及增殖旺盛的骨髓细胞等都有杀伤作用,易引起恶心、呕吐以及白细胞/血小板降低等多种不良反应,严重影响患者的生活质量。除此之外,化疗药物长时间的应用会使肿瘤细胞的耐药性逐渐增强,从而降低化疗的疗效。以经支气管动脉灌注化疗、经支气管动脉栓塞或栓塞化疗为代表的介入综合治疗,由于其简便、安全、有效、微创且并发症少,在中晚期肺癌治疗中展现了较好的顺应性和疗效,在临床中的应用也逐渐增多。除此以外,以吉非替尼、厄洛替尼以及埃克替尼为代表的分子靶向治疗同样发展迅猛,一跃成为肺癌临床治疗不可或缺的一部分,极大地改善了肺癌患者的生存率和生活质量,这也受到了很多人的关注。

针对肺结节的精准诊疗在临床以及基础研究方面均快速发展,包括了基因、转录、蛋白、代谢等不同的层面,汇聚了影像学、基础医学、介入医学、肿瘤学、工程学、材料学、分子生物学等不同的学科,涵盖了早期诊断、科学随访、精准鉴别诊断以及综合治疗等多层次研究内容,其中部分前沿研究成果更是快速发展并逐渐临床转化,例如在早期诊断方面循环肿瘤细胞的检测以及基因突变检测等,精准诊断方面的智能辅助诊断系统和靶向分子影像技术,以及综合治疗技术方面的免疫治疗、基因疗法、干细胞疗法等。随着覆盖肺结节发生发展不同阶段的前沿技术的快速发展,使我们有理由相信肺结节的疾病进程终有一天能够被我们所详细了解,从而及时终止或延缓疾病进程。

综上,本书将从肺结节的检查技术、诊断与鉴别诊断、治疗与预后随访及个别经典病例等方面进行全面阐述,总结最新研究进展,指导肺结节临床诊疗方案的完善,以期提高肺结节的综合诊治能力,这对于改善并丰富我国现有肺结节诊疗体系具有重要的指导意义,将产生巨大的社会和经济效益。

参考文献

1. Bray F, Ferlay J, Soerjomataram I, et al. Global cancer statistics 2018: GLOBOCAN estimates of incidence and mortality worldwide for 36 cancers in 185 countries. CA Cancer J Clin, 2018, 68 (6): 394-424.

2. Cao M, Chen W. Epidemiology of lung cancer in China. Thoracic Cancer, 2019, 10 (1): 3-7.

3. Yu YH, Liao CC, Hsu WH, et al. Increased lung cancer risk among patients with pulmonary tuberculosis: a population cohort study. J Thorac Oncol, 2011, 6 (1): 32-37.

4. Liu Y, Balagurunathan Y, Atwater T, et al. Radiological Image Traits Predictive of Cancer Status in Pulmonary Nodules. Clin Cancer Res, 2017, 23 (6): 1442-1449.

5. Huang P, Park S, Yan R, et al. Added Value of Computer-aided CT Image Features for Early Lung Cancer Diagnosis with Small Pulmonary Nodules: A Matched Case-Control Study. Radiology, 2018, 286 (1): 286-295.

6. 涂文婷, 范丽, 刘士远. 肺癌放射组学研究进展. 中华肿瘤防治杂志, 2018,(8): 604-608.

7. Hu H, Wang Q, Tang H, et al. Multi-slice computed tomography characteristics of solitary pulmonary ground-glass nodules: Differences between malignant and benign. Thoracic Cancer, 2016, 7 (1): 80-87.

8. 顾亚峰, 李琼, 范丽, 等. 不同窗宽窗位下肺亚实性结节及其实性成分大小对病理等级的预测价值. 中华放射学杂志, 2017, 51 (007): 484-488.

9. Shin KE, Lee KS, Yi CA, et al. Subcentimeter lung nodules stable for 2 years at LDCT: long-term follow-up using volumetry. Respirology, 2014, 19 (6): 921-928.

10. Kobayashi Y, Sakao Y, Deshpande GA, et al. The association between baseline clinical-radiological characteristics and growth of pulmonary nodules with ground-glass opacity. Lung Cancer, 2014, 83 (1): 61-66.

11. Yanagawa M, Tanaka Y, Leung AN, et al. Prognostic importance of volumetric measurements in stage I lung adenocarcinoma. Radiology, 2014, 272 (2): 557-567.

12. Gómez-Sáez N, Hernández-Aguado I, Vilar J, et al. Lung cancer risk and cancer-specific mortality in subjects undergoing routine imaging test when stratified with and without identified lung nodule on imaging study. European Radiology, 2015, 25 (12): 3518-3527.

13. Dou Q, Chen H, Yu L, et al. Multilevel Contextual 3-D CNNs for False Positive Reduction in Pulmonary Nodule Detection. IEEE Trans Biomed Eng, 2017, 64 (7): 1558-1567.

14. Shen W, Zhou M, Yang F, et al. Multi-crop Convolutional Neural Networks for lung nodule malignancy suspiciousness classification. Pattern Recognition, 2017, 61 (61): 663-673.

第二章

肺结节影像学检查

第一节 X线检查

肺结节的早期检测和精准判断对临床治疗具有极其重要的意义,发现肺结节的一个重要途径就是肺结节普查。肺结节的常用检查方法主要有胸部常规X线检查、胸部CT检查。常规X线检查因其简单易行,经济方便,易被患者接受,是以往胸部检查的首选检查方法。常规X线检查跟传统的透视相比清晰度好,能够发现部分肺结节,并且在一定程度上能够了解病灶的边缘情况,以及借助于相邻结构的比较来评价病灶的性质。

一、概述

X线检查包括计算机X线摄影(computed radiography,CR)和数字X线摄影(digital radiography,DR),CR的出现使普通放射学看到了数字化的曙光,然而CR却未能改变传统X线摄影检查的工作流程,一直到20世纪90年代后期,X线数字平板深测器的出现,使DR技术取得了突破性进展,DR是医学X线射线摄影技术的一场革命性变革。DR是指在专用计算机控制下直接读取感应介质记录的X线影像信息,并以数字化图像方式记录和重放。它是直接将X线光子转换为数字化图像,使常规X线摄影模拟信号直接转换成数字信息,应用计算机技术对图像进行后处理,提高了肺结节图像细节显示的能力(图2-1)。

二、在肺结节诊断中的临床应用

由于普通X线检查是重叠影像,客观上存在着胸壁、骨骼、部分纵隔等其他组织结构的影响和干扰,单纯正位胸片不能清晰显示脊柱旁、心后缘等部位的病变,因此,这些部位的病变客观上存在着漏诊的可能性。而且X线检查图像因未能完全暴露肺结节的边缘、内部形态、钙化状态等特征,不能作为评估肺结节良恶性的影像检测手段。《肺结节诊治中国专家共识(2018年版)》中提出:虽然X线能够提高肺癌的检出率,但大多数<1cm的结节在X线片上不显示,故不推荐X线检查用于肺结节的常规评估。近年来出现的基于X线检查的双能减影(dual-energy subtraction,DES)、数字体层融合技术(digital tomosynthesis,DTS）等技术解决了普通 X 线的部分问题，但是由于检查和后处理程序繁琐，敏感性和特异性跟 CT 相比差距仍然太大（图 2-2），临床也不常用。

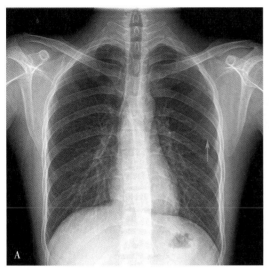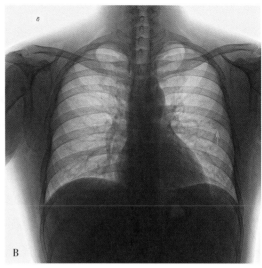

图 2-1　左中肺野结节 X 线表现

A. 正位胸片示左肺中野见结节状稍高密度影（箭头），边界模糊；B. 负片影像清晰显示肺结节（箭头）

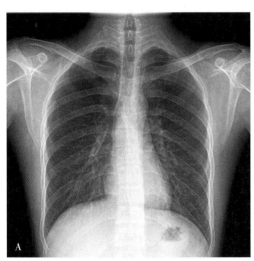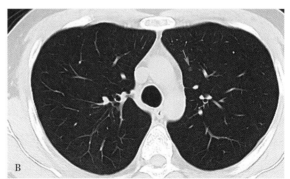

图 2-2　胸部正位片和 CT 检查图像

A. 胸部正位片未见异常；B. CT 横断位检查示左肺上叶上舌段清晰显示磨玻璃微结节（箭头）

第二节　CT 检查

一、概述

X 线计算机体层摄影（computed tomography，CT）是用 X 射线束对人体某部一定厚度的层面进行扫描，由探测器接收透过该层面的 X 射线，转变为可见光后，由光电转换变为电信号，再经模拟／数字转换器（analog/digital converter）转为数字，输入计算机处理再重建成图像。图像形成的处理犹如将选定层面分成若干个体积相同的长方体，称之为体素（voxel）。扫描所得信息经计算而获得每个体素的 X 射线衰减系数或吸收系数，再排列成矩阵，即数字矩阵（digital matrix），数字矩阵可存贮于磁盘或光盘中。经数字／模拟转换器（digital/analog converter）把数字矩阵中的每个数字转为由黑到白不等灰度的小方块，即像素（pixel），并按矩阵排列，即构成 CT 图像。

二、扫描参数

1. **像素**　像素是二维概念，是组成 CT 图像的基本单位，即矩阵中的小方格。像素与图像质量的关系是：像素越小，组成 CT 图像的矩阵越大，图像清晰度越高，等于扫描野除以矩阵，如扫描野为 256mm，矩阵为 256 时，像素（$256 \div 256$）=1mm。高分辨力 CT 扫描要求小的扫描野（160~180mm），大矩阵（512×512），此时像素（$160 \div 512$）$\approx$ 0.3mm，理论上 >0.3mm 的病变均可以显示出来。

2. **体素**　体素是一个三维概念，即准直后的 X 线束穿越人体的厚度与像素的乘积，如 X 线束厚度为 3mm，像素是 1mm×1mm，则体素为 3mm×1mm×1mm。体素与图像质量的关系是：体素越小，图像越真实，但穿过人体光子越少，图像噪声越大，图像质量越差。为保证图像质量需要增加 X 线量。每一层面的二维图像中，每个体素是通过像素表现的，像素的大小和位置取决于扫描层面中的体素大小和位置。

3. **CT 值**　CT 值是测定人体某一局部组织或器官密度大小的计量单位，CT 图像中每一个像素的 CT 值代表某一组织相对于水的 X 线吸收系数称为 CT

值。为纪念 CT 的发明者 Hounsfield，而将 CT 值定为亨氏单位（hounsfield unit，HU）。换算公式为：CT 值 $=K(\mu-\mu_w)/\mu_w$。其中，μ 代表受检查物质的 X 线衰减系数，μ_w 为水的衰减系数，$K=1\,000$ 为常数。通常将标准水的 CT 值定为 0HU，空气为 $-1\,000$HU，人体中密度最高的骨皮质吸收系数最高，CT 值为 $+1\,000$HU。人体中各种不同密度组织的 CT 值位于 $-1\,000\sim+1\,000$HU 的 2 000 个分度之间。

4. **窗技术**　CT 图像最佳显示技术又称窗技术（window technique），是用窗宽（window width）和窗位（window level）选择所观察感兴趣区内组织结构的本质和求得最佳图像的一种方法。窗宽规定了 CT 图像所显示 CT 值的范围，以 W 表示。人视觉从白到黑的最大等级范围只能区分 16 个灰阶，如果 CT 图像用 16 个灰阶来反映人体组织 CT 值范围这 2 000 个分度，则每个灰阶含 125HU（2 000÷16=125），即两种组织间 CT 值相差 <125HU 均表现同一灰度，但人体大多数组织器官及其病变密度差别均较小，人肉眼不易分辨，所以引用窗宽。在窗宽规定范围外的 CT 值，如大于最高值的组织或器官，均呈白色，低于最低值的均为黑色。窗位是表示需要显示组织结构的 CT 值所对应的灰阶的中心位置，以 C（center）或 L（level）或 M（mean）表示。其作用是规定所选窗宽之间，数值为窗宽的最高值加最低值除以 2。选择窗位的原则是：依据所分析组织或器官感兴趣的 CT 值确定窗位，即可得到满意的 CT 图像质量。

5. **分辨力**　包括空间分辨力和密度分辨力，现代多排螺旋 CT 和双源 CT 又引入时间分辨力的概念。空间分辨力是指 CT 对物体空间（两点间距离）的辨别能力，用 mm 表示，影响因素主要有调制传递函数、像素多少、检测器尺寸和取样大小及机器精密度等。密度分辨力是指鉴别密度差别的能力，以 % 表示。CT 机的密度分辨别力一般在 $0.3\%/\text{cm}^2\sim2\%/\text{cm}^2$，影响因素主要有：扫描层厚、信噪比、荧光屏的尺寸和观察距离等。时间分辨力是指最短时间内可以扫描覆盖的范围，主要在心脏 CT 检查方面应用较多。

6. **噪声**　CT 噪声（noise）是由于扫描相同物质时，图像点与点之间 CT 值的波动形成，即 X 线穿透人体后到达探测器的光子数量少，且在矩阵中各像素上分布不均匀，直接影响 CT 图像质量。组织噪声由各种组织（如脂肪组织、骨组织等）的平均 CT 值的差异所致。噪声可以通过扫描均匀一致的水模来测量。克服噪声的措施有：安装 CT 时进行严格的机器性能检测；每天做水模扫描，发现问题及时校对；扫描薄层时，应加大 X 线量（一般噪声减少一半时，需要增加 4 倍 X 线量）。

三、在肺结节诊断中的临床应用

根据肺结节的影像学表现的不同,分为以下两类:第一类是实性结节;第二类是非实性结节即磨玻璃样结节,磨玻璃样结节又分为纯磨玻璃样结节和混杂性磨玻璃样结节,前者病灶全是磨玻璃样密度,后者病灶的一部分是实性软组织密度,另一部分是磨玻璃样密度。以上三种情况既可以是良性,也可以是恶性。肺结节 CT 扫描是早期肺癌准确诊断最可靠的影像学检查工具,由于胸部含有大量空气,形成良好的天然对比度,能够清晰显示肺结节的位置、大小、形态、内部特征、结节边缘、周围邻近结构改变等方面,明显提高早期肺癌的检出率,已成为肺结节检查的"金标准"。CT 检查技术主要包括:低剂量肺部 CT 检查、高分辨 CT 检查(high resolution CT,HRCT)、肺结节靶扫描、肺结节灌注扫描、肺结节双能量碘图分析。

螺旋 CT 扫描是 X 线球管围绕人体做连续旋转扫描的同时,扫描床自动匀速水平进床,因此,扫描线在患者的体表上呈螺旋形。与常规 CT 扫描不同,螺旋式扫描所获得的是连续层面的信息,是扫描范围内的所有组织的信息,所以又称为容积数据,避免了断层 CT 扫描时由于呼吸运动容易造成遗漏小病灶的弊端。螺旋 CT 根据探测器的不同,分为单层螺旋 CT 和多层螺旋 CT(multi-slice spiral CT,MSCT)。

MSCT 的出现对于肺结节的诊断和鉴别诊断是革命性的,技术创新在于使长轴方向的探测器排列由原来的一排变为多排,使扫描速度明显提高,成像的时间和空间分辨率都大大提高。MSCT 在肺结节诊断方面的优势主要表现在:

1. **提高肺结节检出率**　薄层扫描减少了螺旋 CT 扫描层厚的部分容积效应,使肺内微小结节显示率明显提高,同时 HRCT 的图像后处理是扫描后保留原始数据再次重建放大,它改变了图像的矩阵,缩小了视野(field of view,FOV)使像素变小,从而提高了组织的空间分辨率和图像清晰度(图 2-3)。

2. **对肺结节的征象显示**　螺旋 CT 对肺结节的分叶、毛刺、钙化、空泡征、胸膜凹陷征、血管集束征等显示较好,使肺内结节性病灶的诊断正确率明显提高(图 2-4)。

3. **CT 仿真管内镜新技术的应用**　CT 仿真气管内镜(CT virtual endoscopy,CTVE)的特点是在的螺旋 CT 扫描后通过特殊的软件作图像后处理,在屏幕上呈现类似内镜在管腔内的动态图像(图 2-5)。它的优点是不仅可提供详细的 1~7 级支气管气道及其周围结构的连续 3D 影像,还可观察到传统的气管镜所看不到的区域。CT仿真管内镜更适合于支气管镜检查禁忌者；因气道受阻、气管镜检查失败者；或肿瘤长在隐蔽区使气管镜不能发现者。

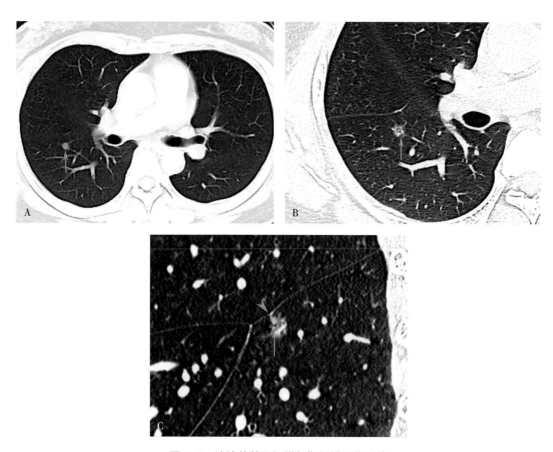

图2-3 肺结节普通扫描与靶扫描图像对比

A. MSCT示右肺下叶见不规则磨玻璃样小结节（箭头），直径约6mm；B.靶扫描清晰显示磨玻璃结节内实性成分（箭头）；C.冠状位重建混合磨玻璃结节内见小空泡征（箭头），并可见与局部斜裂胸膜牵拉（箭头）

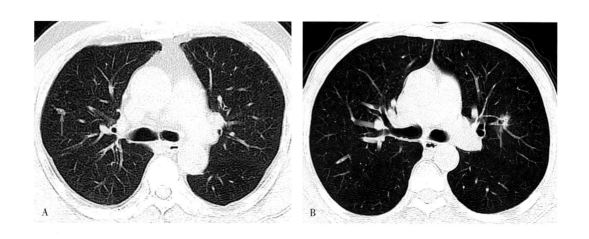

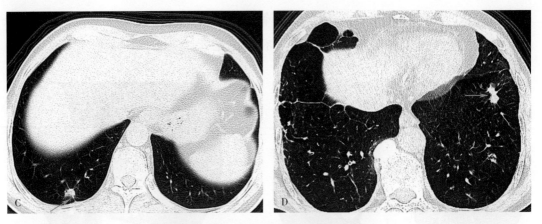

图2-4　肺结节靶扫描结节征象清晰显示

A. CT横断位扫描示右肺上叶不规则磨玻璃密度影,内见斑点状钙化(箭头);B. 左肺上叶上舌段混合磨玻璃结节,多发细小毛刺,内见空泡征(箭头);C. 右肺下叶后基底段近胸膜处见不规则结节灶,周围多发毛刺、局部胸膜牵拉(箭头);D. 左肺下叶前内基底段见不规则实性结节,可见分叶及毛刺(箭头)

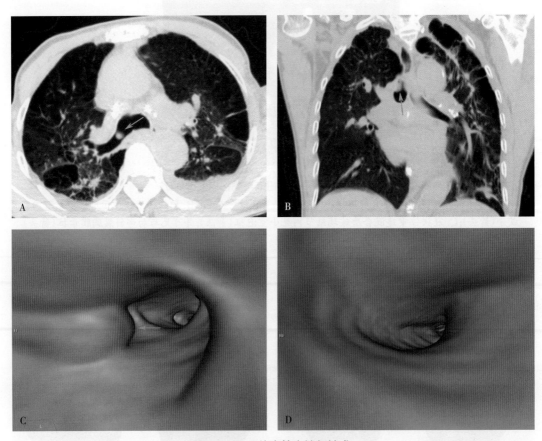

图2-5　CT仿真管内镜新技术

A、B. CT横断位、冠状位重建示右肺上叶支气管壁结节状高密度影(箭头);C. 仿真内镜清晰显示右肺上叶支气管内壁结节状突起(箭头),边缘光滑;D. 仿真内镜清晰显示左主支气管管腔通畅,内壁光整,未见异常

四、低剂量 CT 扫描

(一) 概述

肺癌是发病率与致死率均居首位的恶性肿瘤。肺癌常规筛查手段包括 X 线胸片检查、痰细胞学检查以及血清肿瘤标志物检测等,这些筛查方式敏感度、特异度不高,而常规 CT 累计辐射剂量较大,因此,如何在辐射剂量与诊断图像质量之间找到最佳平衡点成为人们关注的热点。

20 世纪 90 年代以来,低剂量 CT(low dose CT,LDCT)应运而生。LDCT 就是让检查者少"吃"射线的 CT,因为肺部和其他组织器官结构不同,含气量多、密度较低,很低剂量的 X 线就能形成满意的图像,低剂量 CT 较常规剂量 CT 的辐射剂量降低了 75%~90%。由于是计算机断层扫描后再次成像,LDCT 还克服了 X 线胸片对非钙化小结节不敏感的缺点,能发现直径 <5mm 的微小肺结节。大规模临床试验表明,应用低剂量 CT 对胸部作筛查扫描,能发现更多的早期可切除肺癌,尤其适用于高危人群的肺癌筛查(图 2-6)。

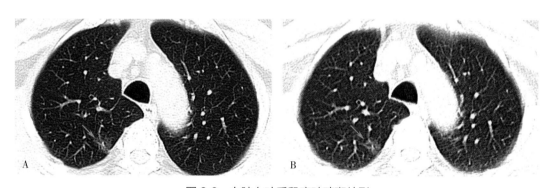

图 2-6　右肺上叶后段磨玻璃斑片影

A. 常规剂量图 120kV,200mAs,ED 值 2.68mSv,结节清晰显示(箭头);B. 低剂量图 120kV,50mAs,
ED 值 1.15mSv,结节清晰显示(箭头)

(二) 扫描参数

低剂量 CT 扫描应该使用 16 层或以上多层螺旋 CT。扫描范围为肺尖至肋膈角尖端水平。患者仰卧,双手上举,采取吸气末单次屏气扫描;螺旋扫描模式,建议螺距设定 ≤ 1,机架旋转时间 ≤ 1.0s,扫描矩阵设定不低于 512×512(具体技术参数依不同机型而定),并采用大视野(FOV=L);没有迭代重建技术的可使用 120kVp、30~50mAs 的扫描参数,有新一代迭代重建技术的可使用 100~120kVp、低于 30mAs 作为扫描参数;若重建层厚 ≤ 0.625mm,可以无间隔重建,若重建层厚介于 0.625~1.250mm 之间,则重建间隔 ≤ 层厚的 80%;采用标准算法,或者骨算法和标准算法同时进行重建。建议扫描时开启"Dose Report(剂量报告)"功能,以便将机器自动生成的剂量报告进行常规存储。

(三) 在肺结节诊断中的临床应用

低剂量 CT 图像分析与记录。

1. **诊断前准备**　①由于现在多采用多层螺旋 CT,胶片已不足于承载如此多的信息,因此建议在工作站或 PACS 进行阅片,最好能使用专业显示器;②采用纵隔窗(窗宽 350~380HU、窗位 25~40HU)及肺窗(窗宽 1 500~1 600HU,窗位 –650~–600HU)分别进行阅片;③建议采用多平面重组(MPR)及最大密度投影(MIP)阅片,MPR 多方位显示肺结节的形态学特征。

2. **肺结节诊断分析与记录**　结节按照密度分为实性、部分实性及非实性(即纯磨玻璃密度)。实性结节(solid nodule)定义为病灶完全掩盖肺实质;部分实性结节(part-solid nodule)为病灶遮蔽部分肺实质;非实性结节(nonsolid nodule)为病灶没有遮盖肺实质,支气管和血管可以辨认。要求标注结节所在图层编号,完整报告肺结节部位、密度、大小、形态等,并给出随诊建议。有随诊 CT 时需要比较结节变化,同时记录其他异常,如肺气肿、肺纤维化等肺部其他疾病,冠状动脉钙化,扫描范围内其他异常发现。

3. **临床资料**　吸烟和曾经吸烟是公认的最重要的高危因素,随着戒烟时间的延长,危险性逐步下降;年龄亦是一个重要因素,因肺癌患病率随年龄增加逐渐上升。其他危险因素包括慢性肺部疾病(慢性肺阻塞性疾病、肺纤维化)、环境或职业暴露、氡暴露、既往罹患癌症、接受过放射治疗、家族史等。2013 年美国国立综合癌症网络(national comprehensive cancer network,NCCN)将人群分为高危、中危和低危:①高危人群,年龄范围为 55~74 岁,吸烟 ≥ 30 包 /a(并且戒烟 <15 年);或者年龄 ≥ 50 岁,吸烟 ≥ 20 包 /a,且合并上述另一项危险因素(不包括被动吸烟)。②中危人群,年龄 ≥ 50 岁,吸烟 ≥ 20 包 /a,或有被动吸烟,但不存在其他危险因素。③低危人群,年龄 <50 岁和 / 或吸烟 <20 包 /a。NCCN 指南建议在高危人群进行 LDCT 筛查肺癌,并进行年度复查直至 74 岁。

五、CT 靶扫描

随着低剂量 CT 应用的普及,肺结节的检出率已明显提高,但小的病灶由于其生物学特征显示不充分,定性诊断仍有一定难度。肺结节靶扫描提高了空间分辨力,改善了二维及三维重组图像的质量,为准确评价肺结节提供了重要的信息。尤其是磨玻璃结节内部结构观察,肺结节靶扫描非常必要和重要。

（一）概述

肺结节靶扫描就是将 FOV 缩小，以缩小像素、提高分辨率的做法。2001 年由李惠明等提出"靶扫描"这一概念，认为：①FOV 小于全肺，通常不超过一侧肺野（<20cm）；②薄层，层厚<5mm，且多数情况下<3mm，现在甚至达到 1mm以下；③重叠重建，重建间隔<准直，最好不超过准直的一半。其理由是较小的FOV，由于成像矩阵不变，其像素要变小，这样可提高细节分辨率。层厚减薄则缩小像素的纵向向量，实际上缩小了体素，提高了纵向空间分辨率。重叠重建的目的则是保证有至少连续 3 层以上的层面显示病灶，可以从更多的水平（重建中心）观察分析病变（图 2-7）。

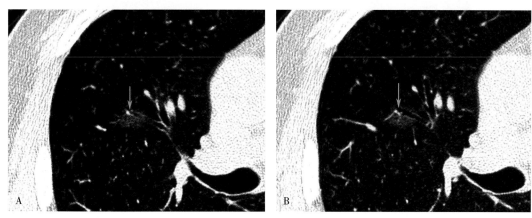

图 2-7　肺结节靶扫描

A、B. 通过肺结节靶扫描，右肺上叶磨玻璃结节清晰显示支气管、血管穿行（箭头）

（二）扫描参数

主要技术参数包括：亚毫米薄层，扫描矩阵 1 024×1 024，小视野 25cm（重建视野更小）。若 FOV 小于 20cm，则噪声增加将使分辨力不能进一步提高，甚至会降低；若 FOV 太大，则分辨力下降，将失去靶扫描的意义。在此条件下，图像的像素大小 250mm÷1 024=0.24mm，是常规扫描的像素500mm÷512=0.98mm 的 1/16，因此空间分辨率大大提高，更加有助于肺部磨玻璃结节的定性诊断。

（三）在肺结节诊断中的临床应用

肺结节的诊断主要依赖于肺结节的大小、位置、形态、内部特征、结节边缘、周围邻近结构改变等方面来判断其良恶性质。简单讲，良性结节的边缘光滑清楚；而恶性结节的边缘不规则，常有短而细的毛刺。常规 CT 对于较大的结节诊断准确性非常高，但是对于较小的结节，尤其是 5mm 以下的磨玻璃密度结节，给定性诊断带来了一定难度。

　　CT 靶扫描能够更好地显示肺部结节的形态学特征,评估肺结节的边缘和浸润情况,探查结节的内部结构,评估血管生长状态,有助于早期肺癌的鉴别和诊断(图 2-8、图 2-9)。肺结节靶扫描技术对肺癌的早期诊断具有明显优势,越来越多的原位癌和微小浸润的早期肺癌被发现并及时治疗,使患者达到完全治愈。

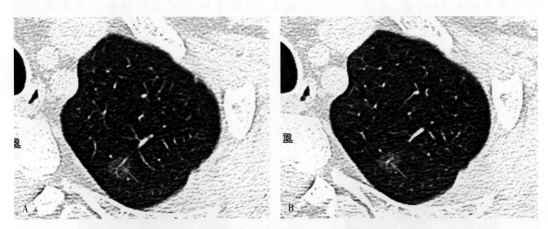

图 2-8　肺结节靶扫描显示血管穿行

A、B.通过大矩阵扫描左肺上叶尖后段见一类圆形磨玻璃结节,大小 10mm×8mm,
边界欠规则,内部见血管穿行(箭头)

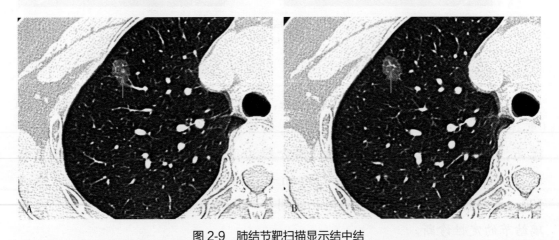

图 2-9　肺结节靶扫描显示结中结

A.1 024 大矩阵扫描,右肺上叶混合磨玻璃结节,大小 13mm×10mm,结节边界清晰,结节内清晰显示直径
约 2mm 的实性成分(箭头);B.磨玻璃结节内清晰显示穿行血管(箭头)

　　此外,CT 靶扫描还具有强大的后处理功能。MPR 法可从任何一个角度显示肺结节的形态与边缘,清楚显示结节与血管、支气管的关系,以及有无受压推移浸润改变,有利于全面分析肺内结节情况;MIP 技术可以真实地反映组织的密

度差异,清晰地显示经对比增强后的血管形态、走行及异常改变;VR 重建可立体显示结节三维形态,观察结节分叶、毛刺、胸膜粘连情况(图 2-10)。

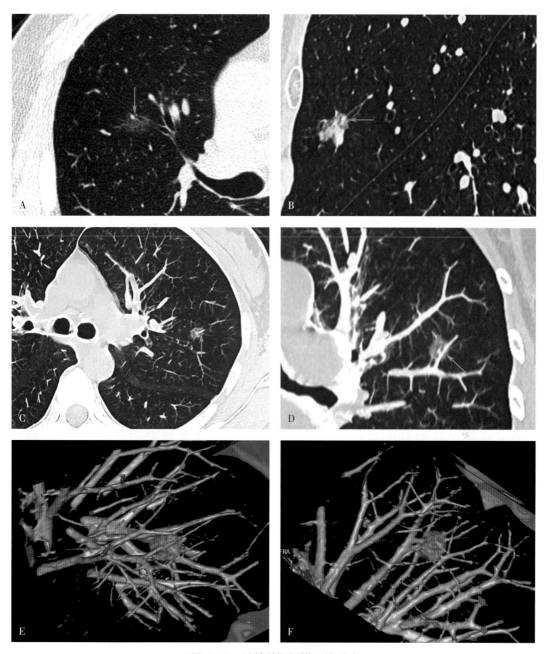

图 2-10 肺结节靶扫描三维重建

A、B. CT 横断状位示右肺上叶分叶状混合磨玻璃结节,内见支气管及血管穿行(箭头),冠状位显示近端支气管截断(箭头);C~F. 左肺上叶尖后段磨玻璃结节通过 MIP 重建清晰显示穿行血管(箭头),VR 图像重建清晰显示结节及穿行血管(箭头)

六、CT 灌注成像

(一) 概述

CT 灌注扫描(computed tomography perfusion imaging,CTPI)是指在静脉快速注射对比剂的同时,对选定范围进行连续动态 CT 扫描,以获得该范围内每一像素的时间 - 密度曲线(time-density curve,TDC)。该曲线以时间为横坐标,注药后增加的 CT 值为纵坐标,反映了对比剂在组织、器官内的浓度变化,间接显示了其灌注量变化。根据 TDC 利用不同的数学模型计算出血流量(blood flow, BF)、血容量(blood volume,BV)、平均通过时间(mean transit time,MTT)、达峰值时间(time to peak,TTP)和渗透性(flow extraction,FE)等灌注参数,对这些参数行图像重建和伪彩色处理得到相应伪彩图,可以量化地评价组织、器官的微血管分布及血流灌注情况。

CT 灌注成像中使用的数学模型包括非去积模型和去卷积模型两种。非去卷积模型应用 Fick 原理,即组织、器官内对比剂蓄积的速度等于动脉流入速度减去静脉流出的速度,因此在某一时间段组织器官内的对比剂含量就等于该时间段内动脉流入量减去静脉流出量。去卷积法由 Cenic 等于 1999 年提出,该模型是在非去卷积法的基础上,假定没有对比剂外渗和消除对比剂再循环的情况下(即对比剂首过现象),忽略对比剂的静脉流出,计算出 BF、BV 和 MTT 等参数。去卷积模型概念复杂,综合考虑流入动脉和流出静脉进行数学计算和处理,主要反映的是注射对比剂后组织器官中存留的对比剂随时间的变化量,能够较为实际地反映组织器官血流动力学状态。总之,非去卷积模型概念相对简单,便于理解,不足之处是易低估 BF,要求注射对比剂流速大(≥ 8ml/s),增加了操作难度和危险性;非去卷积模型计算偏差小,注射速率要求不高(4~5ml/s),但采集数据时间长,易受呼吸运动影响,技术难度大。现有的 CT 灌注成像软件大多使用非去卷积法计算,一般要求最大初始斜率时间小于最短通过时间,最大初始斜率时间主要与对比剂注射量、注射速率及患者的心输出量有关。

(二) 成像参数

肺结节灌注在扫描前对患者进行呼吸屏气训练,以减少呼吸伪影对灌注图像质量的影响。首先进行胸部常规平扫,扫描范围由胸廓入口至膈肌水平。再根据常规胸部 CT 平扫图像确定结节的位置,选定肺结节灌注范围(覆盖整个结节),层厚 5mm。选择非离子型对比剂,使用高压注射器经肘正中静脉注入,注射速率 5ml/s,对比剂用量为 50ml。注药后延迟 5s 后应用 4D 摇篮床技术进行连续动态扫描,全程扫描40s,每1.5s扫描一次,共扫描26次。扫描参数:管电压为80kV,管电流为150mAs,准直器宽度48×1.2mm,旋转时间为0.5s。扫描结束后将图像传输至后处理工作站,应用肺结节灌注后处理软件进行分析并保存结果。

(三)在肺结节诊断中的临床应用

1. 肺结节良恶性鉴别 良恶性肺结节恶性肿瘤中新生血管处在发育期间,血管壁、基底膜未发育成熟,血管通透性较高,小肺癌中血容量、血流量较高。良性病变患者病变是乏血导致的血流速缓慢,炎性结节是持续状态,结核瘤平稳,小肺癌是动态平衡状态,在有效区别的基础上可以为疾病的鉴别诊断提供有价值的参考依据。

(1)达峰时间(TTP):良性结节血供少、血流缓慢、达峰时间长,而恶性和活动性炎性结节血供丰富、血流速度快、达峰时间短。不同对比剂注射量及流率、TTP值不同且相差较大。但有研究认为,TTP仍为孤立性肺结节(solitary pulmonary nodule,SPN)的鉴别诊断提供了一定的参考。肺部恶性结节的TTP平均为18~28s,炎性结节的TTP平均为16~31s,一般TTP为良性结节 > 炎性结节 > 恶性结节。

(2)平均通过时间(MTT):研究认为,肺内恶性、炎性、良性结节间MTT值差异无统计学意义,对肺结节鉴别诊断价值有限。

(3)血容量(BV)和表面通透性(PS):有研究发现,BV对肺部良恶性结节的鉴别诊断意义很大。以BV ≥ 4ml/100mg为恶性结节的诊断阈值,诊断敏感性为95.2%,特异性为81.8%,误诊率为18.1%,漏诊率为4.8%,阳性预测值为90.9%,阴性预测值为90%;而以PS ≥ 3ml/(min·100mg)且BV ≥ 4ml/100mg为阈值,诊断肺恶性结节的敏感性为76.2%,特异性为90.9%,误诊率为9.1%,漏诊率为23.8%,阳性预测值为94.1%,阴性预测值为66.1%。

(4)血流速(BF):有研究认为,恶性结节的BF值大于良性结节,且有统计学意义($p<0.05$),恶性与活动性炎性结节间BF无明显统计学差别。

(5)时间密度曲线(TDC):①恶性结节,肿瘤血管生成明显,且扩张、迂曲,动静脉间毛细血管直接通路开放,对比剂较易进入病灶内。但因肿瘤有大量新生发育不成熟的毛细血管,基底膜不完整,管腔细而不规则,缺乏引流淋巴管,而且肿瘤同质成分较多,血管通透性增加,对比剂外渗明显,使大量对比剂在病灶内滞留,排出较缓慢,TDC多表现为速升缓降型;②活动性炎性结节,血管丰富且较直,病灶内有大量发育成熟的毛细血管网,基底膜完整,血流速度快,淋巴回流亦较快,对比剂较容易进入病灶内,而且不易滞留,TDC多呈速升速降型;③慢性炎性结节,纤维成分较多,血管成分较少,逐渐转变为纤维性肉芽肿时就不再有血供,所以 TDC 多表现为低平型;④良性结节,血供大多来源于原组织,以肺动脉供血为优势,肿块生长速度缓慢,常有包膜形成,对比剂进入较少,TDC 多呈低平型。因此,TDC 形态有助于肺部结节的鉴别诊断。见图 2-11、图 2-12。

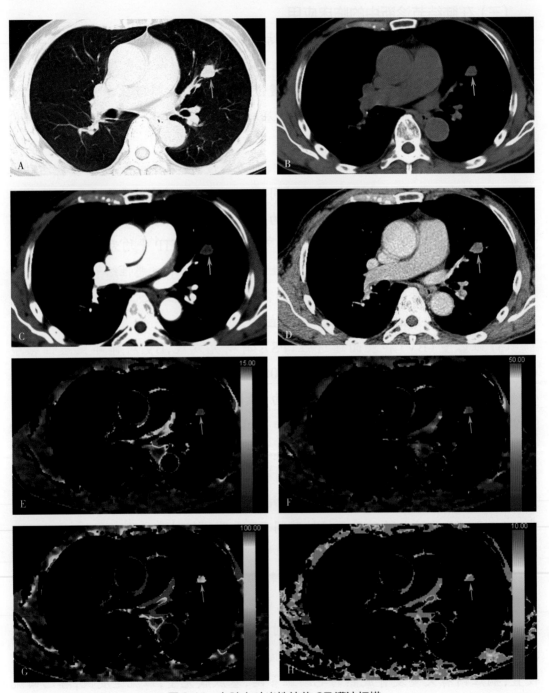

图 2-11　左肺上叶炎性结节 CT 灌注扫描

A、B. 平扫肺窗、纵隔窗图像;C、D. 为增强动脉期、门静脉期图像;E. 为 BVD(blood volume)图;
F. 为 FED(flow extraction product);G. 为 BFD(blood flow)图;H. 为 MTTD(mean transit time)图

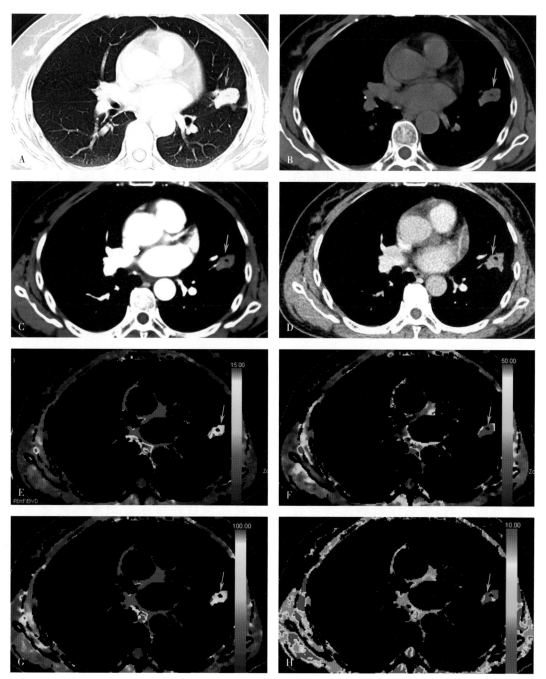

图 2-12 左肺上叶腺癌 CT 灌注扫描

A、B. 为平扫肺窗、纵隔窗图像(箭头);C、D. 为增强动静脉、门静脉图像(箭头);

E. 为 BVD 图;F. 为 FED 图;G. 为 BFD 图;H. 为 MTTD 图

2. 评估肺癌的进展 肿瘤血管生成是指新生血管从已存在的血管中形成并刺激肿瘤生长的过程,是实体肿瘤生长、侵袭和转移的基础。血管生成促进肺癌的生长、进展,且与肺癌的预后密切相关。微血管密度(microvascular density,

MVD)计数作为评价肿瘤血管生成的标准,其数量的增加导致灌注和毛细血管渗透性的增加。有研究显示,BF、BV、PS 与 MVD 之间均呈明显的线性正相关,其中以 BV 与 MVD 的相关系数最高,Ⅰ期肺癌的 MVD 显著低于Ⅱ、Ⅲ期肺癌;BF 与肺癌分化程度的相关性最高,BF 值较高的肺癌中高分化与中分化的比例多于 BF 值较低的肺癌;胸膜受累的肺癌 BF、BV 及 PS 值较未受累的增加、MTT 加快;有淋巴结转移的肺癌较无转移的 BV 增加和 MTT 加快,而 BF 和 PS 相差不大。因此 CTPI 可以评估肿瘤 MVD 状况并间接提示肿瘤潜在生长、进展能力。

3. 评估肺癌的疗效　CTPI 通过定量评价肺癌放疗前后血流灌注变化,可早期预测肿瘤的放射治疗效果。放疗后若肿瘤 BF 明显下降,MTT 明显升高,可提示放疗有效;若放疗前后 BF、BV、MTT 和 PS 无显著变化,可提示放疗无效。CTPI 在肺癌介入疗效监测方面也有很大的临床意义,可根据灌注参数变化早期判断和预测疗效,指导临床治疗。肿瘤 BF、BV 较介入治疗前降低,MTT 升高,PS 变化不明显,提示治疗有效;若 BF、BV、MTT、PS 均无明显变化,则考虑肿瘤治疗无效。CTPI 能评估肿瘤微血管功能,将使其在监测抗血管生成药物对肺癌治疗效果上起到重要的作用。

随着多层螺旋 CT 发展,新的数据采集方法、CT 灌注软件及对比剂的研发利用、图像重建技术的完善以及对灌注成像技术认识的不断深入和完善,肺结节 CT 灌注成像必将克服不足,为临床提供更多、更准确的血流动力学信息。在肺结节的诊断、鉴别诊断和生物学行为、疗效及预后评估等方面发挥更重要的作用。

七、CT 双能量成像

(一) 概述

CT 双能量成像主要利用同源或不同源几乎同时发射的一组不同能级 X 射线对物质照射后进行成像。目前可同时采集高低 keV 双能数据的方法,包括双源双能、单源瞬时 kVp 切换、双层探测器双能三种模式,前两种为主要方式。CT 双能量成像不仅可提供组织器官常规解剖结构信息,经原始数据后处理,还可获得虚拟平扫、单能谱、碘图及线性和非线性融合图像。

CT 双能量成像的基本原理就是根据不同物质在高低能量下衰减特性的不同来鉴别物质。依据物质分离算法能够实现碘与软组织的分离,可得到虚拟平扫 CT 图、碘图及碘分布(碘图)的伪彩图,通过碘分布图可评估肿瘤的血管化,更能准确反映病变的增强信息,有利于对病变性质进行定性诊断。CT双能量成像也可获得不同能量水平(40~190keV)的单能量图并生成能谱曲线图,有助于减少线束硬化伪影,改善图像质量并提高病灶的检出率。能谱曲线是在某一感兴趣区内CT值随光子能量变化下生成的衰减曲线,不同的能谱曲线代表具有不同化学结构的物质,可以用来区分具有不同组织类型的病灶。目前双能量成像技术在临床上应用越来越普及,而且具有扫描速率快、辐射剂量小及功能强大的后处理技术等优势。

(二) 扫描参数

扫描范围由胸廓入口至膈肌水平,使用高压注射器经肘正中静脉注入非离子型对比剂后选择双能量模式扫描,管电压分为90kVp和Sn150kVp,管电流采用CareDose4D技术,准直器宽度192×0.6mm,螺距0.8,旋转时间为0.5s。注射速率3ml/s,对比剂用量为1.5ml/kg,注药后分别延迟25s、90s扫描获得动脉期和静脉期。扫描结束后将图像传输至后处理工作站,使用双能量后处理软件进行分析,得到虚拟平扫图像及碘分布图像。

(三) 在肺结节诊断中的临床应用

1. 对肺部肿瘤的良恶性鉴别　病灶内有无钙化,钙化的分布、形态和含量对于SPN良恶性的鉴别诊断具有非常重要的价值。肿块中所含钙质越多,其良性的可能性越大。有研究显示,SPN的虚拟平扫图像CT值和常规平扫的CT值、碘分布图像CT值与强化值显示出良好的一致性;利用碘分布图像CT值评估SPN良恶性,其准确度、敏感度、特异度均较利用强化CT值的评估高。

物质的能谱曲线反映的是物质的CT值随X线能量变化而产生的曲线。不同化学构成的组织具有不同的CT值衰减曲线,因此可以用CT值衰减曲线的差异来区分人体不同组织的化学成分。CT双能量的单能量图像能够得到物质的CT能谱曲线。见图2-13、图2-14。

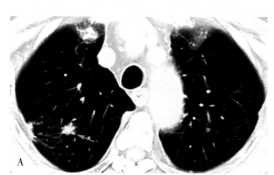
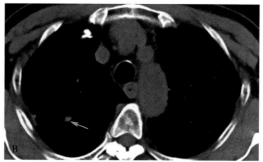

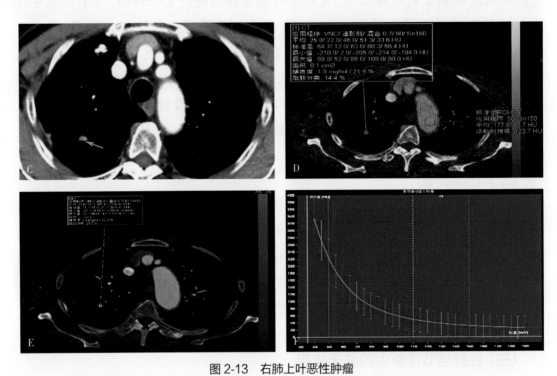

图 2-13　右肺上叶恶性肿瘤

A. 肺窗示结节不规则、分叶状改变（箭头）；B. 纵隔窗图像，与肺窗相比，结节呈实性改变（箭头）；
C. 动脉期图像，提示结节实性成分有强化（箭头）；D、E. 碘图，提示结节有碘聚集；F. 能谱曲线图

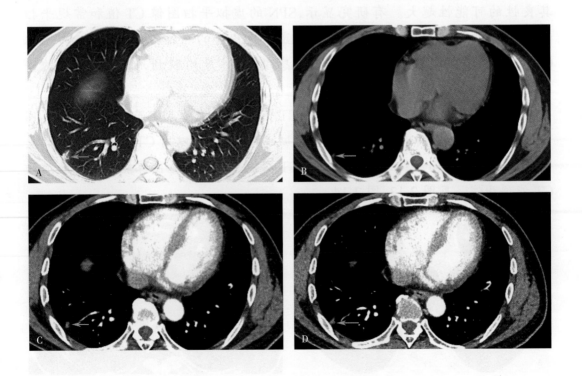

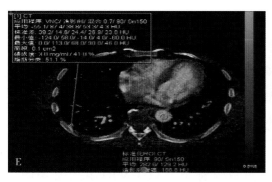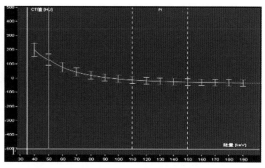

图 2-14 右肺下叶炎性结节

A.肺窗图像,结节呈混合磨玻璃改变,边界欠清(箭头);B.纵隔窗图像,与肺窗相比,结节显示明显缩小(箭头);C、D.增强图像,提示结节实性成分轻微强化(箭头);E.碘图,提示结节碘轻微聚集;F.能谱曲线图

2. 对淋巴结转移的鉴别 传统 CT 检查方法常以淋巴结的大小作为判断恶性肿瘤淋巴结是否转移的依据,尤其是以短径来评价,认为纵隔淋巴结短径介于 1~1.5cm 为可疑转移淋巴结,大于 1.5cm 为转移淋巴结,但部分未肿大淋巴结却已经发生转移,有些肿大淋巴结也可能是反应性增生。另外,常规 CT 只能从形态或血流,如肿大淋巴结大小、密度有无强化等方面对肿大淋巴结是否转移进行评估,不易从定性、定量等方面对病变深入研究。CT 双能量能够同时反映病变的形态学特征和功能学特征,正常淋巴结被肿瘤侵犯后,肿瘤细胞取代了 B 淋巴细胞和 T 淋巴细胞等淋巴结内的正常细胞,使淋巴细胞内部组织结构发生变化,在增强时进入淋巴结的碘含量也相应变化,以致不同来源的淋巴结的 CT 单能量曲线及碘含量不同,从而可以鉴别淋巴结的性质。通过对淋巴瘤、肺腺癌、肺鳞癌、胆管癌的转移性淋巴结 CT 双能量成像研究发现,碘含量及 CT 能谱曲线在不同来源的转移性淋巴结鉴别方面有较大意义,转移性淋巴结碘含量及 CT 能谱曲线与原发灶有较高一致性,而良性淋巴结的碘含量及 CT 能谱曲线与原发灶有明显差异。

第三节 MRI 检查

一、概述

磁共振成像(magnetic resonance imaging,MRI),具有无辐射、软组织分辨率

高,且可进行多序列、多参数成像,普遍应用于各个系统中。由于肺内 ^{1}H 质子密度较低,导致信噪比低、空气组织交界面较多导致磁敏感伪影大、采集时间相对较长及内在的生理运动产生的伪影、肺部的血流丰富、流速复杂等原因,极大地限制了 MRI 在肺部成像方面的应用。随着近年来磁共振硬件与软件的飞速发展,图像质量明显改善。MRI 结合了形态和功能诊断,理想地补充了现有的肺结节成像技术的不足。

不同的磁场场强表现出不一样的肺结节成像特征。3.0T MRI 具有更高的信噪比、更高的空间分辨率和更少的图像模糊以及更短的回波链,肺结节图像质量较好。低场强虽然磁敏感伪影少,但低场强系统的梯度系统不足以利用降低的磁化率伪影。因此,高场强系统是评估肺结节最合理且实用的选择,可获得令人满意的图像质量。

二、扫描参数

2016 年《MRI 检查技术专家共识》中将快速自旋回波(turbo-spin echo,TSE)序列和半傅立叶单激发自旋回波(half-Fourier single-shot turbo spin echo,HASTE)序列作为肺部扫描的推荐序列。T_2W TSE 序列在肺部扫描时需采用呼吸导航技术来去除呼吸运动伪影。通过施加脂肪抑制技术,以抑制心包、纵隔、膈肌及胸膜的脂肪成分,使其邻近的肺结节显示更清晰。采用刀锋伪影校正(BLADE)技术轨迹填充 K 空间以减少层面内运动伪影。此序列对肺结节的检出率较高。HASTE 序列为 TSE 的衍生序列,通过仅采集 K 空间的一半多一些的数据,利用 K 空间的轴对称特性,求出另一半 K 空间,重建出重 T_2 加权像,大大提高了扫描速度,减少了扫描时间,可作为屏气序列运用于肺部扫描。但是由于 T_2 滤过效应的存在,HASTE 的软组织分辨率较低,导致图像模糊伪影显著,降低肺结节的检出率。

三维容积内插快速绕相梯度回波(3D volume interpolated breath hold examination,T_1 VIBE)序列的优势在于扫描速度快,能有效抑制心跳、呼吸等运动伪影,可以在一次屏气时间内提供较高分辨率的薄层全肺扫描图像,可作为动态增强磁共振扫描的首选序列。但是其缺点为对磁场不均匀性较敏感,容易产生磁化率伪影,若患者因各种原因屏气训练不佳,则会产生较重的运动伪影。但此序列对比噪声比(contrast to noise ratio,CNR)较低,而且对于磨玻璃结节显示不佳。star VIBE 序列是近年来基于 T_1 VIBE 序列研发的新序列,使用放射状填充 K 空间,在患者自由呼吸的状态下采集信号,有效地抑制了心跳、呼吸等运动伪影,并且提高了图像的对比度及锐利度,但此序列扫描时间偏长,无法行动态增强扫描。

对于肺结节与肿块,T_1WI 一般采用 3D VIBE、star VIBE 序列扫描,其图像具有很高的空间分辨率,其对肺结节大小、形态及纵隔的病变有较好的显示效果。T_2WI 可选取 T_2 BLADE 呼吸触发序列,其图像空间分辨率较高,亦可选取 T_2 BLADE 屏气模式扫描,扫描时间短,但图像分辨率及信噪比较差。对于肺结节也可加扫弥散加权成像(diffusion weighted imaging,DWI),其对于病变的良恶性有更好的判断。见表 2-1。

表 2-1 肺部 MRI 扫描序列特点及主要应用

序列	主要疾病	呼吸方式	空间分辨率	时间分辨率	1.5T	3.0T
HASTE	渗出性病变	屏气	低	高	+	+
VIBE	肺结节	屏气	高	低	+	+
SPACE/TrueFISP	肺栓塞、动静脉畸形	自由呼吸	中	高	+	+
STIR/T_2WI BLADE_FS	淋巴结/骨转移	屏气	中	低	+	+
T_2WI BLADE	结节、肿块	屏气	中-高	低	+	+
T_2WI BLADE RT T_2WI TSE RT	肿块	自由呼吸	低	低	+	+
DWI	结节、肿块	屏气	低	低	+	+
TWIST	灌注缺损	屏气	低	高	++	+
FL_3D	栓塞、动脉畸形	屏气	高	低	+	++

扫描前应观察受检者的整体状态,合理选择扫描序列及心电、呼吸控制方式,指导患者进行屏气训练。常规体位采用仰卧位。扫描方位首选为横断位,并根据肺结节的实际情况补充冠状位和矢状位。检查前呼吸训练(平静匀速呼吸+腹带)可以有效减少运动伪影,增加图像质量。见图 2-15、图 2-16。

肺结节的多期动态增强扫描采用 T_1 VIBE 屏气序列,静脉注射钆喷酸葡胺对比剂,剂量 0.1mmol/kg,流速 2~3ml/s。根据多期动态增强扫描序列,重建时间-信号强度曲线,有助于肺结节的良恶性判断。

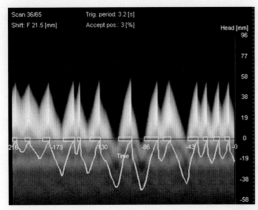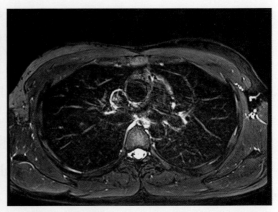

图 2-15　未经过呼吸训练扫描图像

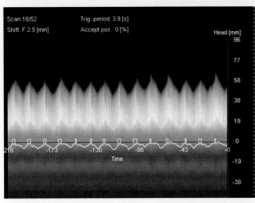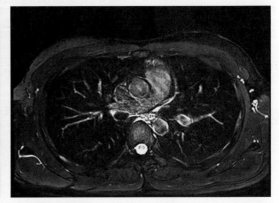

图 2-16　经过呼吸训练扫描图像

三、在肺结节诊断中的临床应用

不同的序列对肺结节的鉴别诊断表现出不一样的性能,其中 T_2 加权快速回波或 HASTE 序列对于肺结节的检测是最实用的。肺结节在 T_1 加权图像上往往表现为低至中等信号强度,而在自旋回波或快速自旋回波序列获得的 T_2 加权图像上具有稍高的强度。DWI 对肿瘤组织高度敏感,具有良好的对比噪声比,可以描绘相对较大(>1.0cm)的转移性病变,肺结节的 DWI 检测不如 3D 梯度回波(gradient echo,GRE)、快速自旋回波和 HASTE 序列。动态对比增强 MRI 可以帮助了解肺结节的强化程度、强化模式和定量参数,通过信号强度 - 时间曲线进行评估良恶性。一般而言,恶性结节倾向于具有更强的增强信号,具有更快的上升趋势,且最大峰值明显更高,而良性结节,例如肉芽肿、结核瘤和错构瘤,往往表现为较弱的增强。相反,组织性肺炎和炎症性结节往往在增强后迅速增加,并且在达到峰值后信号强度逐渐降低。以上这些动态 MRI 特征对于肺结节的良恶性鉴别诊断极具参考价值。见图 2-17。

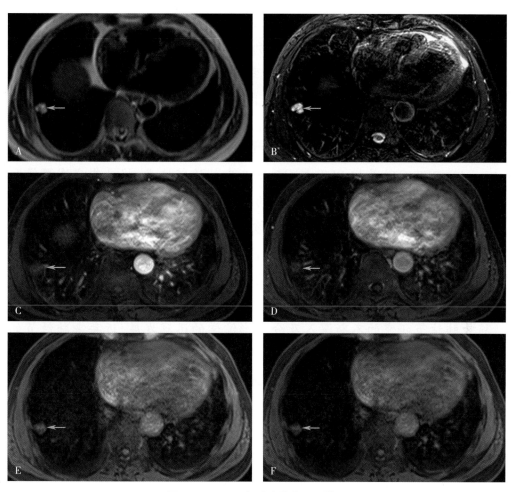

图 2-17　不同序列肺结节显示情况
A、B. 运用 HASTE、T$_2$ BLADE 序列清晰显示肺结节（箭头）；
C~F. 运用 VIBE 序列进行薄层扫描，清晰显示肺结节（箭头）

虽然肺结节的 MRI 检测不如 CT 检测，但 MRI 产生的补充形态学信息对于鉴别诊断具有较高价值，尤其是 MRI 的多序列多功能成像，这对于肺结节的精准诊断将有较大的参考价值。

第四节　分子影像诊断

一、概述

分子影像诊断是运用影像学手段显示组织水平、细胞和亚细胞水平的特定分子,反映活体状态下分子水平变化,可对其生物学行为在影像方面进行定性和定量研究。分子影像学通过发展新的工具、试剂及方法,探查疾病过程中细胞和分子水平的异常,在尚无解剖改变前检出异常,探索疾病的发生、发展和转归,评价药物的疗效。总体来看,分子影像以 MRI、PET、光学成像及小动物成像设备等为主,可用于分子水平成像。核分子影像学是目前最成熟的分子影像技术。正电子发射计算机断层显像(positron emission tomography/computed tomography,PET/CT)是把 PET 与 CT 合二为一的新技术,将功能代谢显像和解剖结构显像有机融合,充分发挥了 CT 的高分辨能力和 PET 的高灵敏度,实现两种技术的优势互补,从而显著提高临床诊断效能及肿瘤诊断和分期的准确性,具有简便、安全、准确、无创的特点。此外,PET/CT 最大的优点是一次显像能获得患者的全身图像,可以一目了然地了解患者的全身状况,使临床医生对恶性肿瘤等全身疾病的诊断和治疗方案的制订更加准确。

随着肺结节研究的不断深入及分子影像学的迅猛发展,近年来肺结节的分子成像逐渐进入人们的视野。PET/CT 作为目前比较先进的功能分子影像设备之一,临床最常用的放射性核素标记探针是 ^{18}F-FDG(^{18}F- 脱氧葡萄糖),其工作原理主要是通过反映肿瘤细胞葡萄糖的代谢状态来“定位”异常细胞。患者注射显像剂 ^{18}F-FDG 后,因 ^{18}F-FDG 和葡萄糖在结构上还略有差异,肿瘤细胞内的代谢酶不能识别,使得 ^{18}F-FDG 无法进一步代谢,从而滞留在细胞内,通过 PET/CT 探测而可以对病灶显像。半定量分析标准摄取值(standard uptake value,SUV)可从病灶的形态和代谢水平两方面反映病灶的特征,同时也可以准确地提供患者的病灶解剖定位。临床上以 SUV_{max}(最大标准化摄取值)≥ 2.5 为恶性结节的诊断标准。但是,当 $SUV_{max}<2.5$ 时,仍有部分可能为恶性结节(图 2-18、图 2-19),反之也有可能为良性结节(图 2-20)。所以仅用 SUV_{max} 作为诊断标准来判断肺结节的良恶性不够准确。CT 可提供肺结节清晰的形态特征信息,对肺结节的性质判断起重要作用。根据 2017 年 Fleischner 协会更新的指南认为,结节位置、大小、深分叶、毛刺、空泡征、点状或无定形钙化和边界不清等被认为是恶性肿瘤相关的危险因素。PET/CT 可综合评定肺结节的形态学特征和从分子水平显示葡萄糖代谢信息,是目前临床评估肺部结节性质准确度最高的一种鉴别诊断技术。PET/CT 全身检查,不仅能检出肺癌原发灶,而且能了解全身的累及情况,对肺癌的分期有相当高的准确性。因而,PET/CT 所提供的定位、定性信息,对制订正确的治疗方案是非常必要的。同时 PET/CT 可以有效观察疗效和检测复发,能够提示临床及时调整治疗方案。

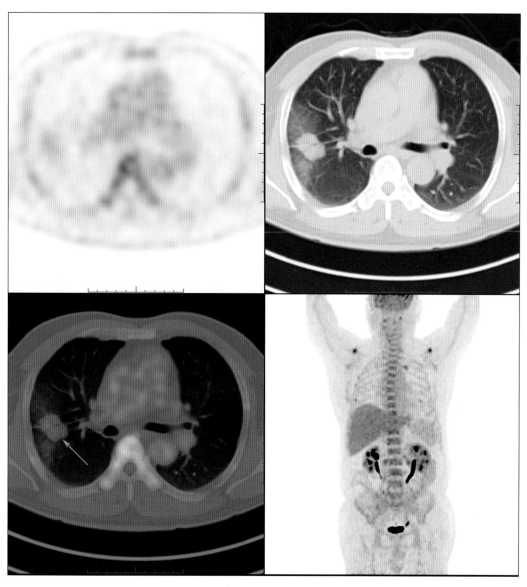

图 2-18　右肺上叶腺癌 PET/CT 图

右肺上叶不规则结节(箭头),边缘见毛刺,内见血管及支气管穿行,SUV 最大值 1.6(<2.5),
活检病理证实为结节型浸润性腺癌(腺泡亚型为主)

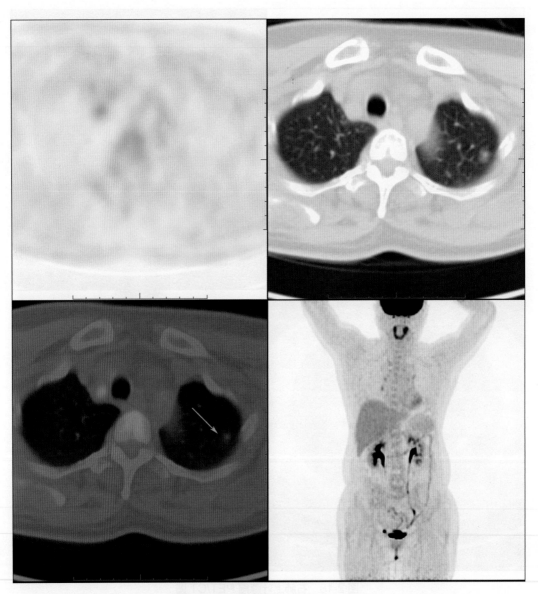

图 2-19　左肺上叶腺癌 PET/CT 图

左肺上叶尖后段亚实性磨玻璃结节,周边密度较淡薄,肺窗直径约 10mm,FDG 无摄取(箭头),
病理证实为高 - 中分化腺癌

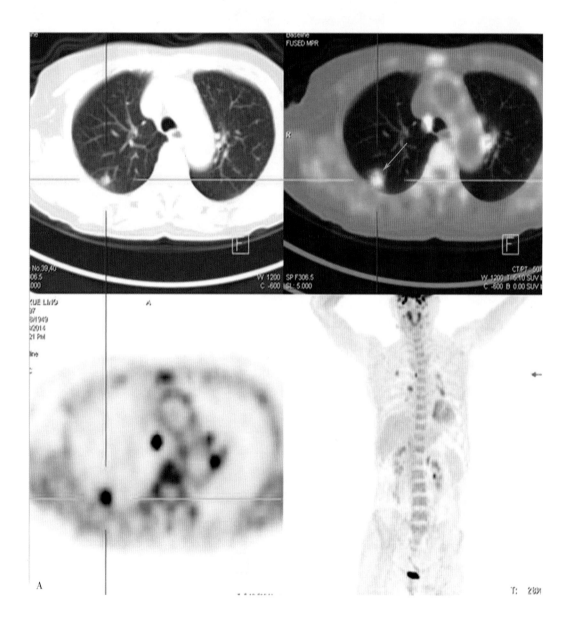

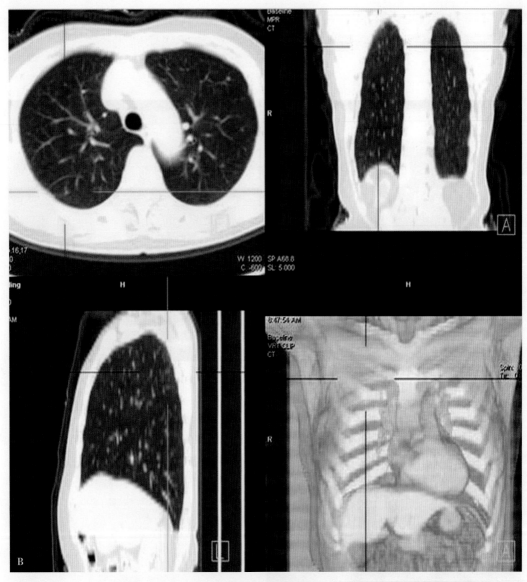

图 2-20　右肺上叶炎性结节 PET/CT 图

A.右肺上叶结节 FDG 高摄取（箭头）；B.抗炎治疗 1 个月后复查结节已完全吸收

二、扫描参数

PET/CT 系统中，由 CT 扫描获取患者平面像和断层图像，传输到 PET 子系统，为后续 PET 扫描提供床位规划，提供 PET 衰减校正所需的"衰减图像"，对 PET 图像进行基于 CT 图像的衰减校正，缩短数据采集时间，提高图像分辨率，完成 PET 图像和 CT 图像的融合。由于是"同机配准"，因而可获取配准精度很高的 CT 和 PET 的融合图像，从根本上解决了核医学图像解剖结构不清楚的缺陷,同时又采用 CT 图像对核医学图像进行全能量衰减校正,形成有效的 PET/CT 检查项。最后利用图像融合/临床分析工作站对图像数据进行处理、融合、诊断与定量分析。

PET/CT 检查前,患者禁食 6 小时以上,常规测量并控制空腹血糖 <7.0mmol/L,按体质量 3.7~5.5MBq/kg 经前臂浅静脉推注 ^{18}F-FDG。检查前饮水约 600ml,静卧休息约 60min 后排尿,再饮水约 500ml 充盈胃肠道,行体部 CT 低剂量扫描,扫描范围颅底至股骨中段,CT 扫描参数为电流 90~120mA、电压 120kV、扫描时间 21~30s、扫描层厚 5mm;PET 扫描参数为 2.0~3.0min/床位,一般 6~7 个床位;头部扫描方法同前,采集 1 个床位,以冠状、矢状、横断进行图像显示及两种图像融合。

三、在肺结节诊断中的临床应用

PET/CT 在肺部结节诊断中具有一定价值。而鉴别病灶的良恶性至关重要,不仅关系到治疗方案,也直接影响到患者的预后。PET/CT 鉴别肺部良恶性结节的敏感性、特异性和准确度分别为 64%、89% 和 76%。对于已发现的肺部结节,PET/CT 鉴别良恶性结节的敏感性、特异性和准确度分别为 82%、92% 和 88%。在结节的大小和密度上,PET/CT 对 <15mm、非实性结节敏感性较差,而对 ≥ 15mm 的实性结节敏感性很好。因而,PET/CT 检测非实性结节为阴性,并不能排除肿瘤,对于 <10mm 的实性结节也是如此。对于影像表现为纯磨玻璃结节或混合性磨玻璃结节的微小肺腺癌,可使用 CT 和 PET/CT 进行综合诊断。CT 发现结节后,可通过 ^{18}F-FDG PET/CT 进一步明确诊断。微腺癌肿瘤细胞多数糖代谢增高不明显,SUV 值都很低。此时可与慢性炎症形成的结节(SUV 相对较高)相鉴别。

(一) 早期诊断

肺癌演变进程是一个多步骤参与的过程,一般先发生轻度不典型增生,到中度、重度不典型增生,再发展到原位癌,其间需经历数年甚至几十年。肺结节的病因可能是肺癌、转移瘤等恶性肿瘤病变,也可能是感染、肉芽肿、瘢痕等以及良性肿瘤病变。早期肺癌多表现为孤立性结节,早期精准诊断、治疗是提高患者生存率的重要措施。

CT 检查是当前对于肺部的占位性病变一种较有效且常用的诊断方法。CT 图像检查结合患者病灶形态学的特征,可以实现对大部分的结节进行正确的诊断。传统结节的毛刺、分叶、空泡、血管集束征有时并不是恶性病变的特异性表现,许多良性病灶(如结节球、隐球菌等肉芽肿性病变)也会出现类似表现,此时诊断较为困难。而 PET/CT 不仅可以对 PET 所显示出的可疑病灶进行精准定位,也可以显示出病灶的其他形态学特点,同时缩短了患者的检查时间,提高了对实性结节定性诊断的准确性,因此,^{18}F-FDG PET/CT 可以对肺部的良、恶性病变进行有效的鉴别。但 PET/CT 的同机 CT 是在平静呼吸、低剂量情况下为 PET 进行衰减矫正及定位的较厚层厚(5mm)获得的图像,可引起部分容积效应或呼吸运动干扰,无法清晰显示实性结节的内部及周围细节结构。采用 PET 联合 HRCT 检测孤立性肺结节可显著提高诊断的正确率,该检测方案定位精确,具有更高的灵敏度以及特异性,并有力支持了临床早期诊断,具有重要的参考应用价值。

(二) 肿瘤分期

肺癌已成为人类癌症死亡的主要原因之一,其发病率及死亡率增长迅速。2013 年 NCCN 肺癌筛查指南中指出,对肺癌进行准确的临床分期是制订治疗方案的关键。PET/CT 的融合影像能够准确定性和精确定位,可显著提高肿瘤诊断的准确率,从而对肺癌患者治疗方式的选择起到重要作用。

PET/CT 对肺癌 TNM 分期优势明显。T 分期的 PET/CT 主要依靠能提供精细解剖结构的 CT 和反映肿瘤的代谢情况的 PET,在鉴别肺部病变的良恶性有优势,PET/CT 根据 CT 的解剖信息可以评价肺癌对胸壁、周围血管支气管及纵隔的侵犯,又结合 PET 提供的生物学信息提高了对 T 分期的准确性。在 N 分期中,PET/CT 可以对淋巴结进行精确定位,提高对 N_1 和 N_2 的分辨力,使其对淋巴结的分期更准确。PET 全身显像是发现肺癌胸外转移的一种很有效的方法,在 M 分期中可以较容易发现肺外转移(图 2-21、图 2-22)。当肺癌与肺内炎症、结核等同时存在时,肺门、纵隔淋巴结可呈假阳性。所以有人认为,如果 PET/CT 检查阴性,可不必再做有创性纵隔镜淋巴结检查;但如果检查阳性时,最好再做纵隔镜检查,以排除过高分期的可能。

(三) 指导治疗及随访

目前,外科手术、介入治疗、放射治疗、化学治疗和靶向治疗是肺癌的主要治疗手段,免疫治疗、生物治疗等也为患者提供了更多治疗选择。在精准医疗时代,治疗前的肺癌评估对精准选择治疗方案非常重要。随着 PET/CT 成像技术的不断发展以及图像后处理技术的不断优化,PET/CT 已经成为指导肺癌治疗的重要成像手段。肿瘤病灶对 FDG 的摄取与临床治疗密切相关,因为它能显示出与不良预后相关的低分化肿瘤,这些肿瘤往往需要包括全身化疗在内的不同方法的治疗。另外,对于部分肿瘤本身 FDG 摄取高低不同,应给予肿瘤高代谢病灶穿刺活检,提高活检的成功率(图 2-23)。

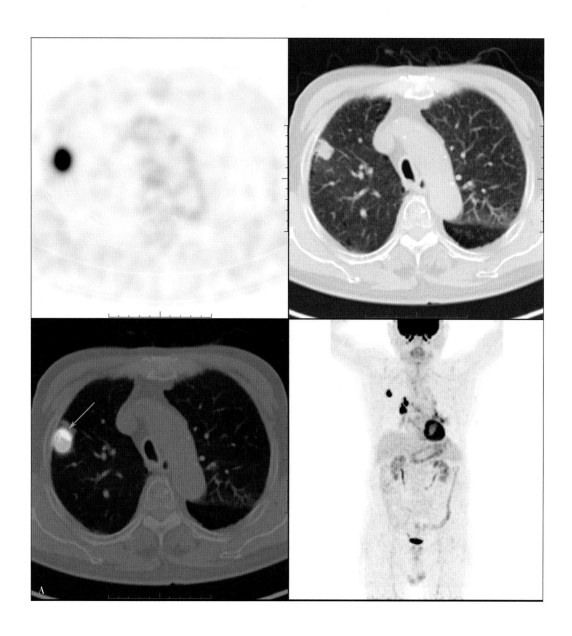

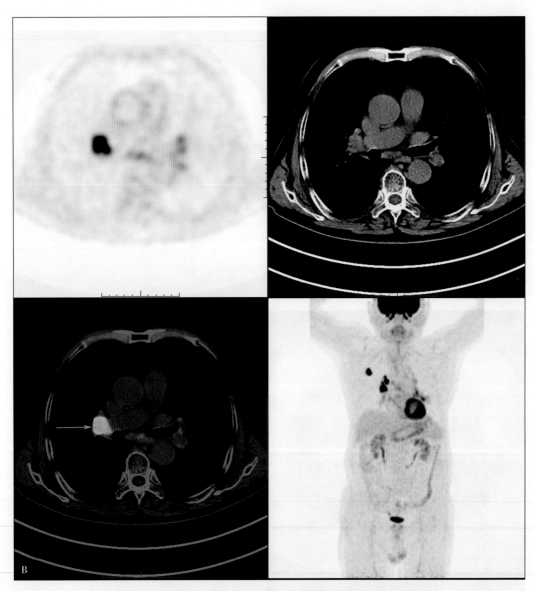

图 2-21　右肺上叶腺癌及右肺门淋巴结转移 PET/CT 表现

A. 右肺上叶腺癌病灶,呈现 FDG 高摄取(箭头);B. 右肺门淋巴结转移病灶(箭头),
呈现 FDG 高摄取($T_1N_1M_0$)

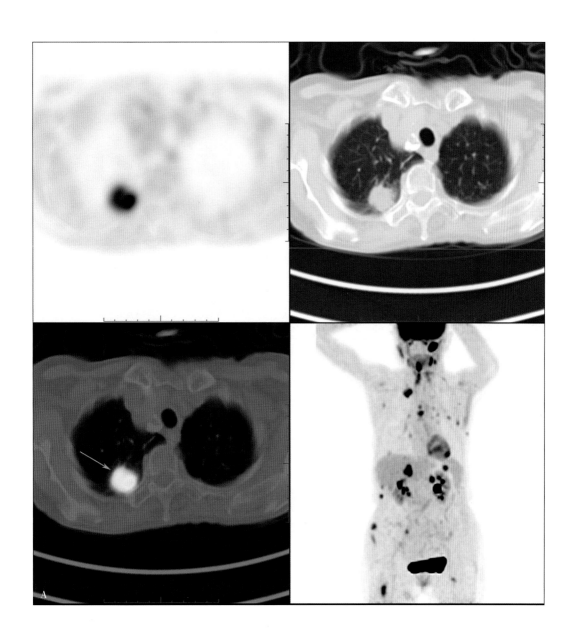

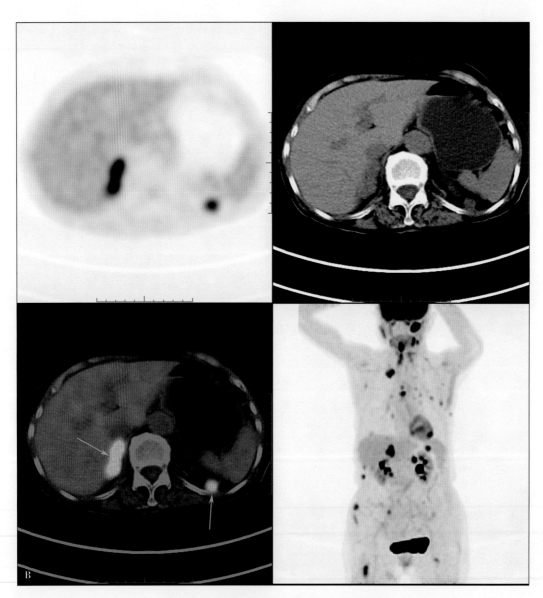

图 2-22 右肺癌伴多发转移 PET/CT 表现

A. 右肺上叶结节灶,呈现 FDG 高摄取(箭头);B. 双侧肾上腺(箭头)、左侧翼外肌转移,腹腔、腹膜后、骨、皮下多发转移,呈现 FDG 高摄取($T_1N_3M_1$)

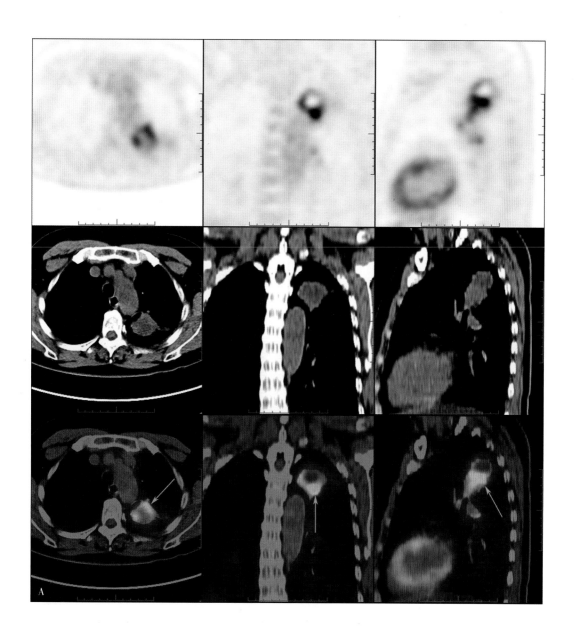

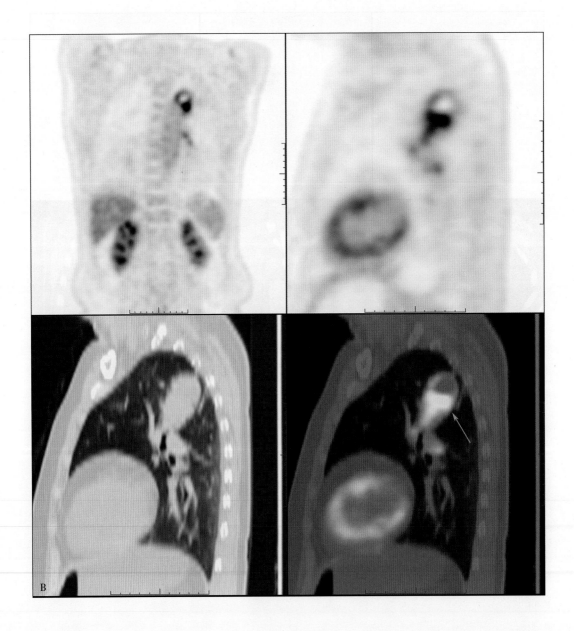

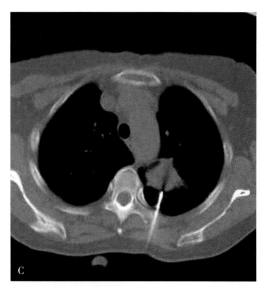

图 2-23　左肺上叶腺癌 PET/CT 表现及穿刺情况

A、B. 左肺上叶肿块下部 FDG 高摄取(箭头),上部中央 FDG 低摄取为坏死灶;

C. CT 引导下给予下部高代谢病灶穿刺活检

2013 年美国胸科医师学会(American College of Chest Physicians,ACCP)肺部结节评估指南指出,大于 8mm 实性孤立肺结节或者实性部分大于 8mm 亚实性结节预计恶性程度达到 10%~60% 时,行 PET/CT 检查可以帮助确定患者是行进一步病理学检查明确还是保守观察治疗。实性或亚实性孤立肺结节预计恶性程度达到 60% 以上时,患者应行组织病理学诊断以及 PET/CT 检查明确 TNM 分期。2016 年肺结节评估亚洲共识指南中建议,低危人群 3 个月到半年之间、9 个月到 1 年之间、1 年半到 2 年之间复查 3 次 CT,若肺结节较前增大,则建议外科活检;建议中危人群行 PET/CT 扫描,高度怀疑者可行外科活检,中低度怀疑者建议定期监测;建议高危人群行外科手术活检,若活检结果为阳性,建议手术切除。

此外,精准医疗的实施要求及时准确地对治疗疗效进行评估,而肺癌病灶对 ^{18}F-FDG 的摄取程度与疗效显著相关。由于 PET/CT 对肿瘤组织的敏感性,PET/CT 逐渐成为用于评估肺癌对治疗反应的重要手段。肺癌治疗结果主要取决于残存肿瘤的活性而非肿瘤体积,而单纯根据 CT 表现比较治疗前后原发肿瘤或淋巴结的体积变化,无法准确反映肿瘤组织病理学的变化情况。因此,PET/CT 评估肺癌治疗后的预后准确性更高。由于 NSCLC 的发病率较高,^{18}F-FDG PET/CT 在肺癌疗效评估中的应用主要集中在 NSCLC 上,主要通过 ^{18}F-FDG PET/CT 的代谢参数对病灶进行定性或半定量分析。代谢参数主要包括病灶的糖代谢 SUV_{max}(最大标准化摄取值)、SUL_{peak}(标准化摄取值峰值)、肿瘤代谢体积(metabolic tumor volume,MTV)和病灶糖酵解总量(total lesion glycolysis,TLG)。大部分关于疗效评估的研究集中于肿瘤 SUV

的变化,治疗前后 SUV 的变化率可作为疗效评估的定量指标。但是 SUV_{max} 易受给药剂量、给药 - 扫描间隔时间、扫描重建参数、患者血糖水平、器官运动等生物学以及物理学多重因素的影响,因此用于疗效评估的稳定性欠佳。SUV_{max} 主要受患者身体质量指数和性别的影响,而 SUL_{peak} 则不受患者性别和体型的影响。而 TLG 为 MTV 与肿瘤组织平均 SUV 的乘积,结合了肿瘤细胞 ^{18}F-FDG 代谢摄取的活性程度与肿瘤细胞的代谢体积,可以更准确客观地反映肿瘤整体代谢的特点。因此在治疗早期可对患者进行 PET/CT 监测,通过对比治疗前后 PET/CT 图像,评价病灶中示踪剂的摄取情况,解剖结构的变化情况,有助于尽早判断治疗的有效性,及时调整治疗方案。在治疗结束后,因肺癌患者需要进行终身随访,PET/CT 作为一项全身性的检查,可以用来进行定期复查,有助于早期发现复发或转移病灶(图 2-24、图 2-25)。

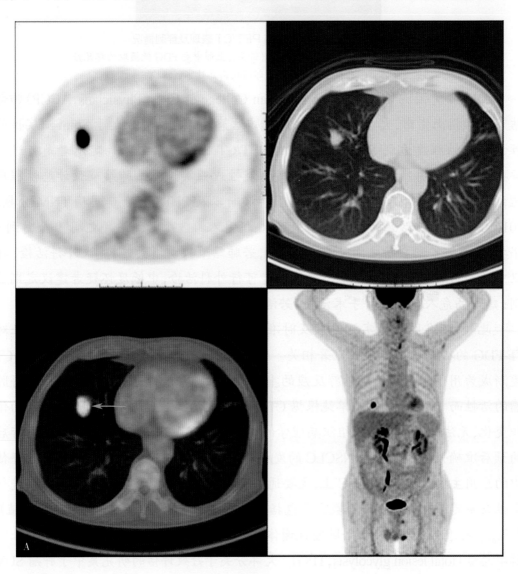

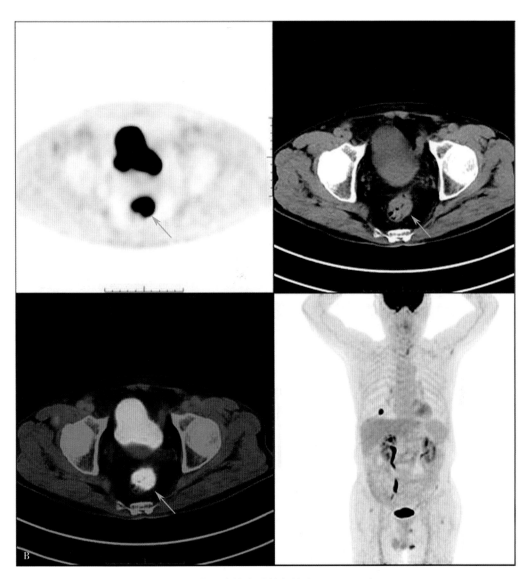

图 2-24 直肠癌伴右肺单发转移 PET/CT 表现

A.右肺中叶结节呈现高摄取(箭头);B.直肠中上段病灶呈现高摄取(箭头)

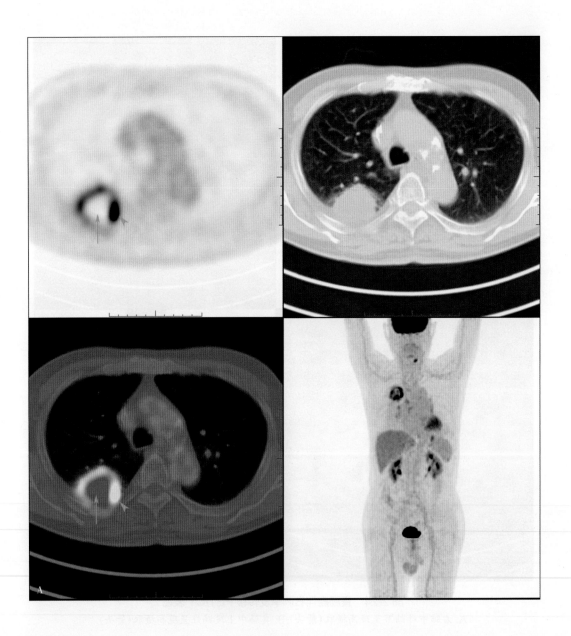

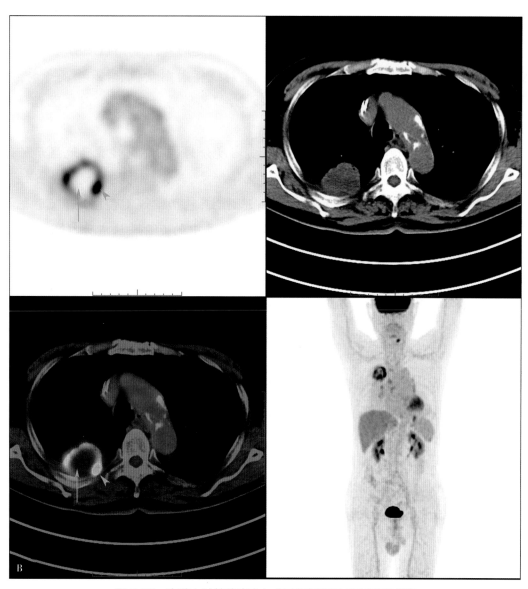

图 2-25 右肺上叶转移瘤介入术后局部存活 PET/CT 表现

A、B.肺窗及纵隔窗,右肺上叶病灶中央区无摄取(长箭头)提示灭活,周边高摄取(短箭头)提示局部存活

第五节 影像学选择策略及展望

随着医学影像技术不断发展,肺结节的检出率和早期肺癌的诊断准确率显著提高。根据最新的《肺结节诊治中国专家共识(2018 年版)》,影像学检查仍是肺结节诊断和鉴别诊断的最主要手段,包括胸部 X 线片、CT、MRI 及 PET/CT 等

检查技术。

　　胸部 X 线片包括传统的 CR、DR 和近年来兴起的双能减影（DES）、数字体层融合（DTS）技术等，具有成本低、操作简单、射线辐射剂量低、普及率高等特点，广泛应用于普通民众的常规肺结节体检筛查，但其敏感性较低，难以发现直径小于 10mm 的肺结节。

　　胸部 CT 检查消除了图像重叠的干扰，密度分辨率高，能够准确地显示肺结节的大小、形态、密度、边缘特征、空洞、钙化等征象，其诊断的灵敏度和特异性显著高于 X 线片，是肺结节筛查和随访的首选方法，包括常规 CT、LDCT、CT 靶扫描、CT 增强、CT 功能成像等。其中 CT 功能成像中的 CT 灌注成像、CT 双能量碘图分析通过反映病灶内部血管灌注情况及内部血流量的改变，明显提高了肺结节的诊断特异性，是目前鉴别良恶性肺结节的主要手段。

　　MRI 检查具有无辐射、软组织分辨率高、多序列、多参数成像等优点，可补充病灶的形态学信息，对于肺结节的精准诊断将有较大的参考价值，但其易受空气 - 组织界面和呼吸、心跳伪影的影响，故其不做为常规肺结节的检查。随着快速成像（DCE-MRI）及呼吸门控成像技术趋于成熟，MRI 技术可通过评估肿瘤血管、弥散情况、周围的间质改变等，为良恶性肺结节的鉴别提供丰富的信息，今后的临床应用价值广泛。

　　PET/CT 是一种将 PET（功能代谢显像）和 CT（解剖结构显像）两种影像技术有机地结合在一起的新型影像检查设备，充分发挥了 PET 的高灵敏度和 CT 的高分辨能力，具有简便、安全、准确、无创的优点。PET/CT 可显示病灶本身及全身其他病灶的葡萄糖代谢情况，是目前临床评估肺结节性质准确度最高的一种检查技术，其在肺结节的早期诊断、肿瘤分期、指导治疗及随访、精准医疗中有着重要的价值。

参考文献

1. Horeweg N, Nackaerts K, Oudkerk M, et al. Low-dose computed tomography screening for lung cancer: results of the first screening round. J Comp Effect Res, 2013, 2 (5): 433-436.

2. 中华医学会呼吸病学分会肺癌学组，中国肺癌防治联盟专家组. 肺结节诊治中国专家共识 (2018 年版). 中华结核和呼吸杂志, 2018, 41 (10): 763-771.

3. 黄泽锋. CT 灌注成像对良恶性肺结节的诊断价值分析. 临床医学工程, 2018, 25 (4): 415-416.

4. Chae EJ, Song JW, Seo JB, et al. Clinical utility of dual-energy CT in the evaluation of solitary pulmonary nodules: initial experience. Radiology, 2008, 249 (2): 671-681.

5. Purandare NC, Pramesh CS, Agarwal JP, et al. Solitary pulmonary nodule evaluation in regions endemic for infectious diseases: Do regional variations impact the effectiveness of fluorodeoxyglucose positron emission tomography/computed tomography. Indian J Cancer, 2017, 54 (1): 271-275.

6. 郭明涛, 王玉梅, 刘玉霞, 等 . 3.0T 多 b 值磁共振扩散加权成像 (DWI) 在诊断肺部良恶性病变中的临床价值 . 影像研究与医学应用, 2018, 2 (8): 154-156.

7. Kono R, Fujimoto K, Terasaki H, et al. Dynamic MRI of solitary pulmonary nodules: comparison of enhancement patterns of malignant and benign small peripheral lung lesions. AM J Roentgenol, 2007, 188 (1): 26-36.

8. 中华医学会影像技术分会 . MRI 检查技术专家共识 . 中华放射学杂志, 2016, 50 (10): 724-739.

9. Veronesi G, Travaini L L, Maisonneuve P, et al. Positron emission tomography in the diagnostic work-up of screening-detected lung nodules. Eur Respir J, 2015, 45 (2): 501-510.

10. MacMahon H, Naidich DP, Goo JM, et al. Guidelines for management of incidental pulmonary nodules detected on CT images: from the Fleischner Society 2017. Radiology, 2017, 284 (1): 228-243.

11. Gould MK, Donington J, Lynch WR, et al. Evaluation of individuals with pulmonary nodules: When is it lung cancer？ Diagnosis and management of lung cancer, 3rd ed: American college of chest physicians evidence-based clinical practice guidelines. Chest, 2013, 143 (5 suppl): 93-120.

12. 刘春全, 崔永 . 肺结节评估四大指南比较分析 . 中国肺癌杂志, 2017, 20 (7): 490-498.

第三章

肺结节CT诊断

第一节　肺结节的定义与分类

一、定义

从CT影像学的角度,肺结节为直径≤30mm的局灶性、类圆形、密度增高的实性或亚实性肺部阴影,可为孤立性或多发性,不伴肺不张、肺门淋巴结肿大和胸腔积液。

二、分类

1. **数量分类**　单个病灶定义为孤立性,2个及以上的病灶定义为多发性。

2. **大小分类**　将肺结节中直径<5mm者定义为微小结节,直径为5~10mm者定义为小结节,直径10~30mm定义为结节。

3. **密度分类**

(1)纯磨玻璃结节(pure ground-glass nodule,pGGN):指肺内模糊的结节影,结节密度较周围肺实质略增加,但其内血管及支气管的轮廓尚可见。

(2)部分实性结节(part solid nodule,pSN):是指其内包含磨玻璃密度又包含实性软组织密度的结节,密度不均,也称为混杂性磨玻璃结节(mixed ground-glass nodule,mGGN)。

(3)实性结节(solid pulmonary nodule,SPN):肺内圆形或类圆形密度增高影,病变密度足以掩盖其中走行的血管和支气管影。

4. **性质分类**　临床一般分为炎性、先天性、肿瘤性及其他原因形成的结节,其中以炎性结节最为常见(图3-1)。

(1)炎性结节:常见于肉芽肿(结核、组织胞浆菌、隐球菌等)、球形肺炎、肺脓肿、包虫、囊虫病、结节病、韦格纳肉芽肿、类脂性肺炎、类风湿性关节炎等。

(2)先天性结节:常见动静脉畸形、肺隔离症、肺囊肿等。

(3)肿瘤性结节:肺癌、转移瘤、原发肺淋巴瘤、错构瘤等。

(4)其他原因形成的肺结节:机化性肺炎、肺梗死、球形肺不张、肺内淋巴结、黏液嵌塞、肺动脉瘤或静脉曲张。

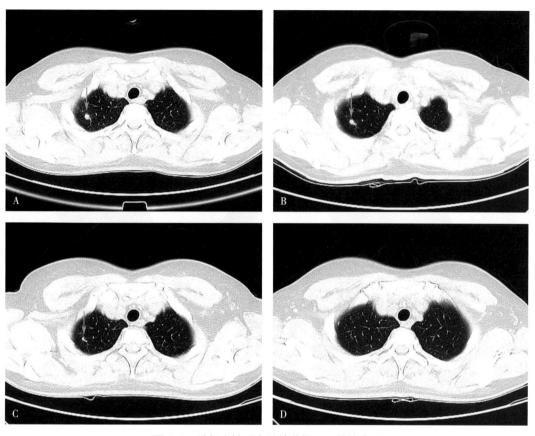

图 3-1 肺部炎性孤立肺结节的 CT 随访表现

A. CT 检查横断位显示右肺上叶尖段小结节,边界清,未见明显分叶及毛刺征象;B. 同一患者半个月后复查 CT 显示右肺上叶尖段结节大小相仿;C. 同一患者,经抗炎治疗后 1 个月复查 CT 显示右肺上叶尖段结节明显缩小;D. 同一患者 2 个月后复查 CT 显示原右肺上叶尖段结节吸收消失

第二节 肺结节 CT 分类及诊断

一、纯磨玻璃结节

在 CT 上显示密度增加的淡薄密度影,但不足以掩盖正常肺组织结构,仍可见如肺血管和支气管等,圆形、均质、边界清晰的病灶,不含软组织密度成分。

(一)病理基础及 CT 影像学特征

1. **数量、大小** pGGN 数量可表现为单发、多发或者弥漫性,但以单发多见(约占 40% 以上);大小不一,从数毫米至数厘米,但往往 5mm 左右,大于 10mm

较为少见。

2. 形态、位置 pGGN 在 CT 上形态不一、多变，多表现为圆形或类圆形，其磨玻璃结节的成分病理基础多为炎性导致的肺泡内渗出或是肺泡内出血、肺泡间质增厚，或者沿肺泡壁贴壁生长的肿瘤细胞。病灶大部分位于肺外带（图3-2），少数位于肺门中央。

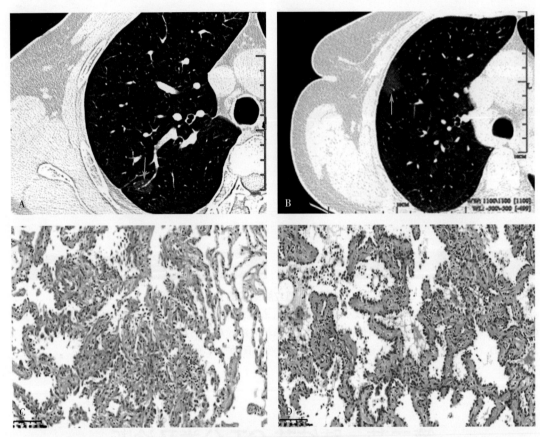

图 3-2 纯磨玻璃结节的 CT 及病理表现

A、B. 右肺上叶外周纯磨玻璃结节（pGGN），边界清，密度均匀，边缘光整，未见明显实性成分；C. 术后病理：不典型腺瘤样增生，肺泡上皮鞋钉样，轻度不典型，排列疏松，HE 低倍放大 ×100；D. 原位腺癌，显著不典型腺泡上皮纯贴壁状生长，核拥挤有重叠，HE 低倍放大 ×100

3. 内部特征 pGGN 多表现为均匀一致的淡薄至中等密度增高影。平均 CT 值对诊断有重要参考价值，密度高恶性概率大，密度低恶性概率降低。少部分微浸润性腺癌（minimally invasive adenocarcinoma，MIA）或浸润性腺癌（invasive adenocarcinoma，IAC）亦可表现为 pGGN，此时需结合病灶大小及其他形态学变化综合判断。在肿瘤性病灶中其内部空泡征、支气管充气征等征象明显高于非肿瘤性病灶。

不熟悉人体结构怎敢当医生！

——几代解剖学家集腋成裘，为你揭示人体结构的奥妙

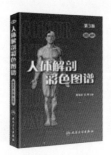

《人体解剖彩色图谱》（第 3 版 / 配增值）

——已是 100 万$^+$读者的选择

读者对象： 医学生、临床医师

内容特色： 医学、美学与 3D/AR 技术的完美融合

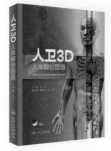

《人卫 3D 人体解剖图谱》

—— 数字技术应用于解剖学出版的"里程碑"

读者对象： 医学生、临床医师

内容特色： 通过数字技术精准刻画"系解"和"局解"所需展现的人体结构

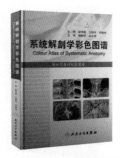

《系统解剖学彩色图谱》

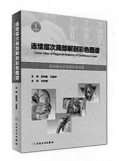

《连续层次局部解剖彩色图谱》

——"系解"和"局解"淋漓尽致的实物展现

读者对象： 医学生、临床医师

内容特色： 分别用近 800 个和 600 个精雕细刻的标本"图解"系统解剖学和局部解剖学

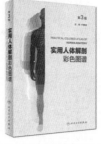

《实用人体解剖彩色图谱》（第 3 版）

——已是 10 万$^+$读者的选择

读者对象： 医学生、临床医师

内容特色： 通过实物展现人体结构，局解和系解兼顾

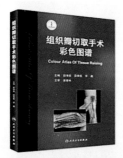

《组织瓣切取手术彩色图谱》

——令读者发出"百闻不如一见"的惊叹

读者对象： 外科医师、影像科医师

内容特色： 用真实、新鲜的临床素材，展现了 84 个组织瓣切取手术入路及线管的解剖结构

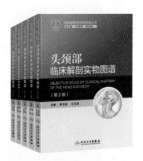

《临床解剖学实物图谱丛书》（第 2 版）

——帮助手术医师做到"游刃有余"

读者对象： 外科医师、影像科医师

内容特色： 参照手术入路，针对临床要点和难点，多方位、多剖面展现手术相关解剖结构

临床诊断的"金标准"

——国内病理学知名专家带你一起探寻疾病的"真相"

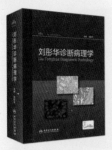

《刘彤华诊断病理学》（第4版/配增值）

——病理科医师的案头书，二十年打磨的经典品牌，修订后的第4版在前一版的基础上吐陈纳新、纸数融合

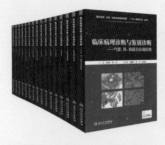

《临床病理诊断与鉴别诊断丛书》

——国内名院、名科、知名专家对临床病理诊断中能见到的几千种疾病进行了全面、系统的总结，将给病理医师"震撼感"

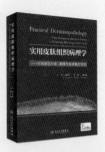

《实用皮肤组织病理学》（第2版/配增值）

——5000余幅图片，近2000个二维码，973种皮肤病有"图"（临床图片）有"真相"（病理图片）

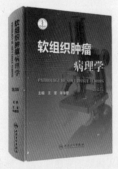

《软组织肿瘤病理学》（第2版）

——经过10年精心打磨，以4000余幅精美图片为基础，系统阐述各种软组织肿瘤的病理学改变

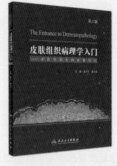

《皮肤组织病理学入门》（第2版）

——皮肤科医生的必备知识，皮肤病理学入门之选

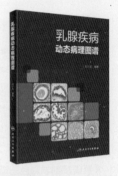

《乳腺疾病动态病理图谱》

——通过近千幅高清图片，系统展现乳腺疾病病理的动态变化

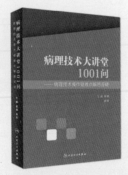

《病理技术大讲堂1001问——病理技术操作疑难点解惑答疑》

——以问题为导向，全面解答临床病理技师工作中可能遇到的问题

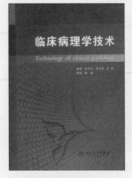

《临床病理学技术》

——以临床常用病理技术为单元，系统介绍临床病理学的相关技术

第三轮全国高等学校医学研究生"国家级"规划教材

购书请扫二维码

创新的学科体系，全新的编写思路

授之以渔，而不是授之以鱼　　回顾历史，揭示其启示意义

述评结合，而不是述而不评　　剖析现状，展现当前的困惑

启示创新，而不是展示创新　　展望未来，预测其发展方向

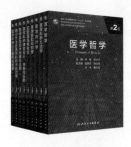
《科研公共学科》

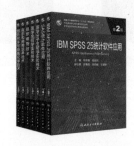
《实验技术与统计软件系列》

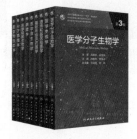
《基础前沿与进展系列》

在研究生科研能力（科研的思维、科研的方法）的培养过程中起到探照灯、导航系统的作用，为学生的创新提供探索、挖掘的工具与技能，特别应注重学生进一步获取知识、挖掘知识、追索文献、提出问题、分析问题、解决问题能力的培养

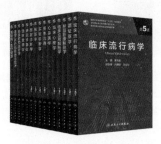
《临床基础与辅助学科系列》

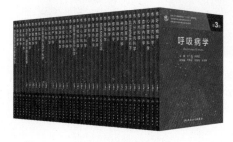
《临床专业学科系列》

在临床型研究生临床技能、临床创新思维培养过程中发挥手电筒、导航系统的作用，注重学生基于临床实践提出问题、分析问题、解决问题能力的培养

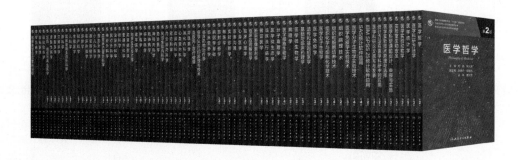

临床医生洞察人体疾病的"第三只眼"

——数百位"观千剑而识器"的影像专家帮你练就识破人体病理变化的火眼金睛

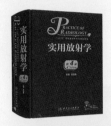

《实用放射学》第4版
——放射医师的案头书，内容丰富、翔实，侧重于实用，临床价值高

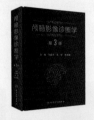

《颅脑影像诊断学》第3版
——续写大师经典，聚焦颅脑影像，疾病覆盖全，知识结构新

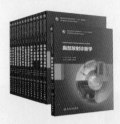

放射诊断与治疗学专业临床型研究生规划教材
专科医师核心能力提升导引丛书

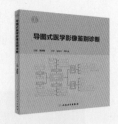

《导图式医学影像鉴别诊断》
——以常见病和多发病为主，采用导图、流程图、示意图及表格式、条目式编写，以影像征象入手，着重传授看片技巧和征象、分析思路

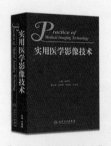

《实用医学影像技术》
——影像技师临床操作的案头必备

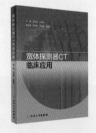

《宽体探测器CT临床应用》
——从讲解技术理论到展示临床病例，详细剖析宽体探测器CT临床应用

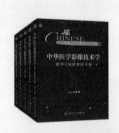

《中华医学影像技术学》
——国内该领域专家理论与实践的全面展现，为中华医学会影像技术分会的倾心之作

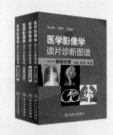

《医学影像学读片诊断图谱丛书》
——内容简洁、实用性强，影像学诊断的入门之选

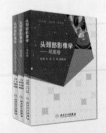

《头颈部影像学丛书》
——头颈部影像诊断的权威之作、代表之作

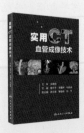

《实用CT血管成像技术》
——全面介绍多层螺旋CT血管成像技术，病例丰富，图片精美

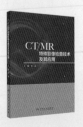

《CT/MR特殊影像检查技术及其应用》
——图片丰富，使用方便，服务临床。

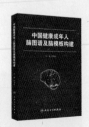

《中国健康成年人脑图谱及脑模板构建》
——建立中国人"标准脑模版"，填补"人类脑计划"空白！

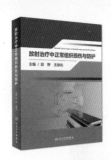

《放射治疗中正常组织损伤与防护》

——迄今为止国内正常组织放射损伤与防护方面较为全面的一本参考书

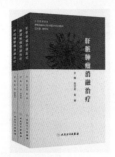

《中国医师协会肿瘤消融治疗丛书》

——规范、权威、新颖、实用，中国医师协会"肿瘤消融治疗技术专项能力培训项目"指定用书

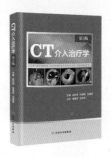

《CT 介入治疗学》（第 3 版）

——全面介绍 CT 介入治疗在临床中的应用，理论与实践相结合

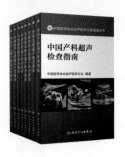

《中国医师协会超声医师分会指南丛书》

——中国医师协会超声医师分会编著的用于规范临床超声实践的权威指南

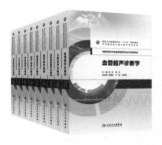

超声医学专业临床型研究生规划教材

专科医师核心能力提升导引丛书

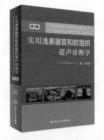

《实用浅表器官和软组织超声诊断学》（第 2 版）

——对浅表器官超声诊断的基础知识和临床应用进行了系统描述

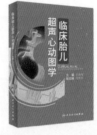

《临床胎儿超声心动图学》

——图像精美，内容丰富；包含大量胎儿心脏及小儿心脏超声解剖示意图、二维超声心动图和彩色多普勒血流图

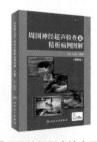

《周围神经超声检查及精析病例图解》（第 2 版）

——200 余幅经典病例图＋实体解剖图＋手术实景图（病灶一目了然）+100 余段视频＋主编解说（一语道破关键）

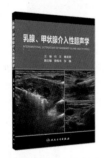

《乳腺、甲状腺介入性超声学》

——乳腺、甲状腺疾病超声引导穿刺活检、治疗的临床指导用书

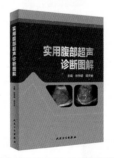

《实用腹部超声诊断图解》

——完美结合超声影像图和手绘示意图，易会、易懂、易学

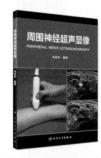

《周围神经超声显像》

——强调规范的周围神经超声探测方法，涵盖了以超声诊断为目的显像的几乎所有神经

购书请扫二维码

"治疗－康复－长期护理"服务链的核心

——全面落实《"健康中国 2030"规划纲要》所提出的
"早诊断、早治疗、早康复"

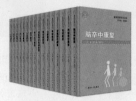

《康复医学系列丛书》

——康复医学的大型系列参考书，突出内容的实用性，强调基础理论的系统与简洁、诊疗实践方面的可操作性

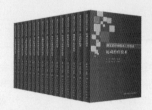

《康复治疗师临床工作指南》

——以临床工作为核心，对操作要点、临床常见问题、治疗注意事项进行重点讲述

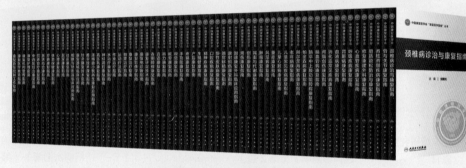

《中国康复医学会"康复医学指南"丛书》

——康复医学领域权威、系统的工作指南

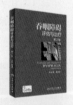

《吞咽障碍评估与治疗》
（第 2 版 / 配增值）

——八年酝酿、鸿篇巨制，包含大量吞咽障碍相关新知识、新技术、新理论

《康复科医生手册》

——全国县级医院系列实用手册之一，服务于基层康复医务工作者

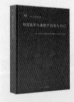

《物理医学与康复学指南与共识》

——中华医学会物理医学与康复学分会推出的首部指南，提供规范系统的康复临床思路以及科学的临床决策指导

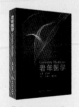

《老年医学》

——体现了老年医学"老年综合征和老年综合评估"的核心内涵，始终注重突出老年医学特色，内容系统权威

《老年医学速查手册》
（第 2 版）

——实用口袋书，可方便快捷地获取老年医学的知识和技能

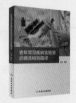

《老年常见疾病实验室诊断及检验路径》

——对老年人群的医学检验进行了严谨的筛查、分析及综合诊断

《老年疑难危重病例解析》

——精选老年疑难、复杂、危重病例，为读者提供临床诊治思辨过程以及有益的借鉴

"视触叩听" 飞翔的翅膀

——国家行业管理部门和权威专家为你制定的
临床检验诊断解决方案

购书请扫二维码

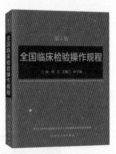

《全国临床检验操作规程》
（第 4 版）
——原国家卫计委医政司向全国各级医院推荐的临床检验方法

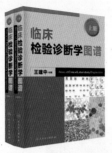

《临床检验诊断学图谱》
——一部国内外罕见的全面、系统、完美、精致的检验诊断学图谱

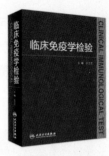

《临床免疫学检验》
——以国内检验专业的著名专家为主要编写成员，兼具权威性和实用性

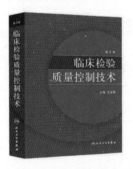

《临床检验质量控制技术》
（第 3 版）
——让临床检验质量控制有章可循，有据可依

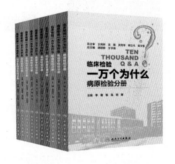

《临床检验一万个为什么丛书》
——囊括了几乎所有临床检验的经典问题

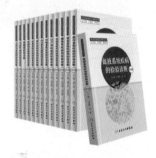

《常见疾病检验诊断丛书》
——临床医师与检验科医师沟通的桥梁

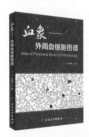
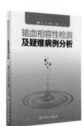
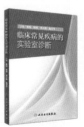
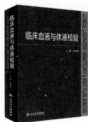
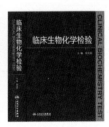

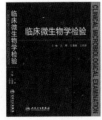
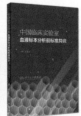
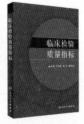
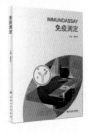
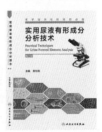

中华影像医学丛书·中华临床影像库

编写委员会

顾　　问　刘玉清　戴建平　郭启勇　冯晓源　徐　克

主任委员　金征宇

副主任委员（按姓氏笔画排序）

王振常　卢光明　刘士远　龚启勇

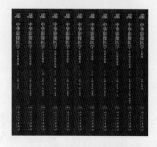 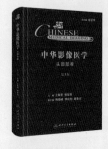 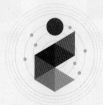 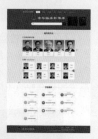

中华临床影像库

分卷	主编
头颈部卷	王振常　鲜军舫
乳腺卷	周纯武
中枢神经系统卷	龚启勇　卢光明　程敬亮
心血管系统卷	金征宇　吕　滨
呼吸系统卷	刘士远　郭佑民
消化道卷	梁长虹　胡道予
肝胆胰脾卷	宋　彬　严福华
骨肌系统卷	徐文坚　袁慧书
泌尿生殖系统卷	陈　敏　王霄英
儿科卷	李　欣　邵剑波
介入放射学卷	郑传胜　程英升
分子影像学卷	王培军

子库	主编
头颈部疾病影像库	王振常　鲜军舫
乳腺疾病影像库	周纯武
中枢神经系统疾病影像库	龚启勇　卢光明　程敬亮
心血管系统疾病影像库	金征宇　吕　滨
呼吸系统疾病影像库	刘士远　郭佑民
消化道疾病影像库	梁长虹　胡道予
肝胆胰脾疾病影像库	宋　彬　严福华
骨肌系统疾病影像库	徐文坚　袁慧书
泌尿生殖系统疾病影像库	陈　敏　王霄英
儿科疾病影像库	李　欣　邵剑波

了解更多图书
请关注我们的公众号

关注公众号
开启影像库 7 天免费体验

(1)空泡征：定义为结节中一个或多个圆形泡状透亮影，或支气管分支状的气体密度影，为结节内部气体形成或支气管通向结节内部所致。一般认为，空泡征在恶性结节中多见，病理上多由于肿瘤细胞沿肺泡壁生长，形成的肿瘤细胞未将肺泡完全填塞，而导致肺泡呈空泡样改变。肺腺癌中的空泡征预示着肿瘤沿着肺组织和支气管结构贴壁生长，CT表现为结节内单个或多个透亮影，大小一般为1~2mm，可见于结节的中央，亦可见于结节周边部分（图3-3）。

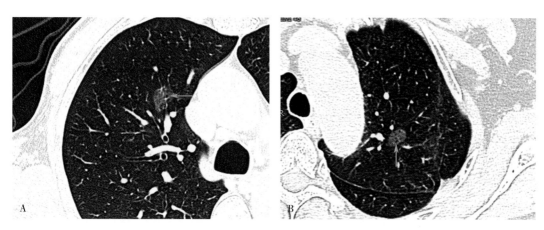

图3-3　空泡征的CT影像表现
A.右肺上叶见一pGGN，边界清，密度均匀，结节内见小圆形空泡影（箭头）；
B.左肺上叶pGGN伴内部小圆形空泡征（箭头）

(2)支气管充气征：不均匀密度包埋于肿瘤细胞造成的肺实变区内的较大膜性细支气管或小支气管可表现为支气管气相。肿瘤中心纤维化灶内扩张的细支气管也可造成类似表现。支气管充气征可以是轻微扭曲或者充气，当结节中存在纤维结缔组织收缩性反应时此征象更加明显（图3-4）。

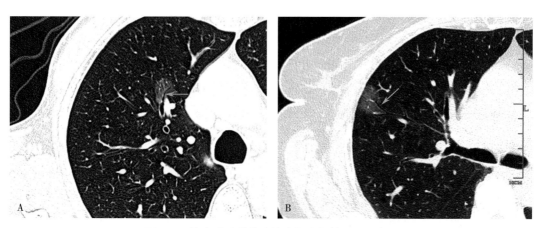

图3-4　纯磨玻璃结节内的充气支气管征CT表现
A.右肺上叶前段见一pGGN，内见支气管充气征（箭头）；B.右肺上叶pGGN伴支气管充气征（箭头）

（3）肺泡出血：在不同病因作用下，导致肺微血管的血液进入肺泡，可表现为弥漫性肺泡出血（diffuse alveolar hemorrhage，DAH）或局限性肺泡内积血，CT表现为弥漫性或局限性磨玻璃密度影。填充于肺泡中的新鲜血液很难与肺水肿或肺炎（如病毒性肺炎）区分，但肺泡出血形成的阴影更浓、密度更高。慢性、反复性出血以及随着肺泡中血液的分解和吸收，可逐渐形成肺间质纤维化，在胸片或CT上表现为网格状阴影；若合并新鲜出血，可在细小的纤维化基础上叠加磨玻璃阴影（图3-5）。

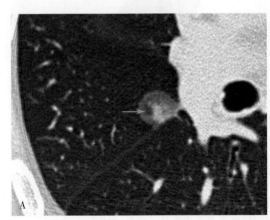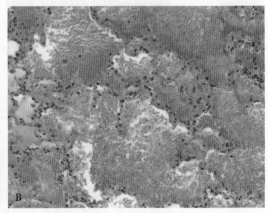

图3-5 肺泡内积血的CT表现及病理

A. 超高分辨CT示右肺中叶10mm×10mm磨玻璃密度为主的部分实性密度结节（PSN），圆形，边界清；
B. 病理表现为肺泡间隔结构完整，肺泡上皮轻度增生，肺泡腔内充满红细胞，HE中倍放大×200

4. 结节边缘 良性结节边缘可有尖角、纤维条索影等，良性非炎症类磨玻璃结节多边缘清楚整齐甚至光整，炎性结节多边缘模糊；恶性结节瘤-肺界面清晰、毛糙甚至有毛刺。在不典型腺瘤样增生（atypical adenomatous hyperplasia，AAH）或者原位癌（adenocarcinoma in situ，AIS）中，其磨玻璃结节的形成多是由于异常细胞以肺泡壁和呼吸性细支气管作为支架呈伏壁式生长，而不引起肺泡塌陷和周围浸润，未侵袭到肺间质，使得肺结构得以保存，没有出现肺泡壁的塌陷，故其边缘多较为光整，出现清晰的瘤-肺界面，部分可有浅分叶、毛刺征。但是由于表现为pGGN的病变即使是恶性也往往属于浸润前病变，侵袭能力低，所以如毛刺、分叶、胸膜凹陷等恶性征象并不明显（图3-6）。

5. 邻近结构改变

（1）晕征：是指肺结节周围环绕相对稍低密度的磨玻璃密度影。晕征可见于多种疾病，如合并肺出血的结节、肿瘤或炎症进展过程的某个时期，最早见于曲霉菌感染。其病理基础是病灶周围炎性反应、血管闭塞和出血性梗死及大量炎性细胞浸润等,CT 上表现为病灶周围被一圈淡薄的云雾样的磨玻璃样阴影环绕,呈晕圈样改变,边缘模糊(图 3-7)。

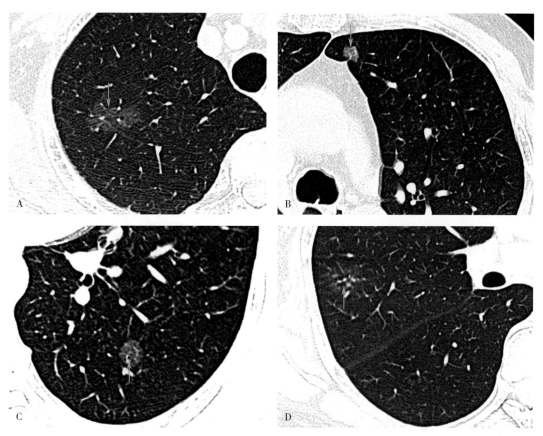

图 3-6　纯磨玻璃结节的结构特征 CT 表现

A. 右肺上叶 pGGN 伴浅分叶;B. 左肺上叶 pGGN 伴浅分叶;C. 左肺下叶 pGGN 伴小空泡(箭头);
D. 右肺上叶 pGGN 伴多发空泡,筛孔征(箭头)

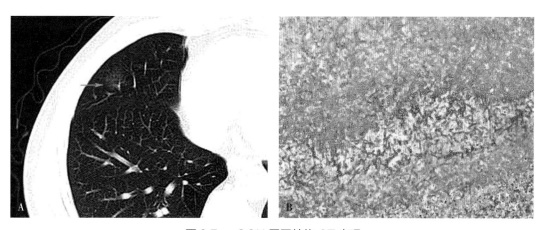

图 3-7　pGGN 周围结构 CT 表现

A. 右肺中叶孤立结节,病灶周围见晕圈征;B. 病理检查见曲菌菌团,HE 中倍放大 ×200

（2）纤维性肺泡炎：是一种慢性进行性的肺泡炎性改变，肺泡内淋巴细胞浸润，严重者出现肺泡内出血、成纤维细胞增殖、胶原沉积，形成间质纤维化。在CT上主要表现为小叶间隔及小叶内间隔增厚，同时伴有肺内纤维索条影及囊腔形成并伴有磨玻璃密度影（图3-8、图3-9）。

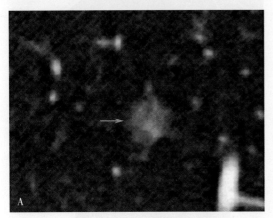
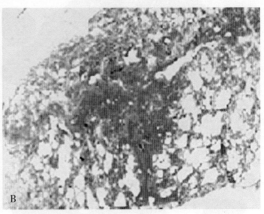

图3-8　纤维性肺泡炎的CT及病理表现

A. CT示右肺上叶前段5mm×5mm纯磨玻璃（pGGN）结节，类圆形，边界不清楚；B.病理组织学显示肺组织局部间质纤维组织结节状增生伴胶原化，结节内见红细胞及纤维蛋白样渗出物，病灶边界不清，HE低倍放大×50

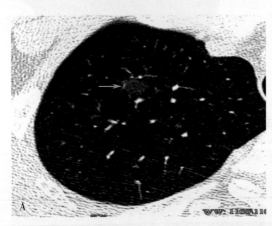
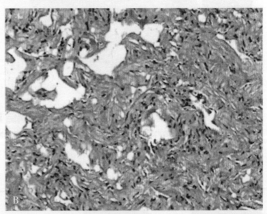

图3-9　纤维性肺泡炎的CT及病理表现

A. 超高分辨CT示右肺上叶前段7mm×6mm纯磨玻璃（pGGN）结节，类椭圆形，边界较清楚；B.病理组织显示间质纤维组织中-重度增生、血管壁增厚，致使肺泡隔明显增厚，部分肺泡腔塌陷、肺实变，HE高倍放大×400低倍镜示病灶内局部网状结构存在，部分塌陷，病灶部分内纤维中-重度增生，局灶肺泡上皮细胞增生

（二）鉴别诊断

部分pGGN在CT上表现为一过性，随访过程中可自行消失或在使用抗生素治疗后消失，常见于炎性结节、肺纤维化、肺泡内积血等。持续存在的pGGN多提示为早期周围型肺腺癌或癌前病变，良性结节较少见；单纯性磨玻璃样肺结节（pGGN）则以贴壁状为主型腺癌的浸润前病变最常见。

1. **结节大小**　pGGN 大多数为非浸润性病变,大小对磨玻璃结节的定性诊断价值有限,需密切结合形态及密度的改变。

2. **结节形态**　大多数 pGGN 整体形态为圆形、类圆形或出现平直的边缘,常常提示病变良性可能性大,部分肿瘤细胞沿肺泡壁贴壁生长亦可有类似表现。

3. **边缘及瘤 - 肺界面**　良性 GGN 多数无分叶,边缘可有尖角、纤维条索等;恶性 pGGN 多边缘清楚但不整齐,瘤 - 肺界面清晰,多属于浸润前病变,毛刺、分叶、胸膜凹陷等恶性征象并不明显。

4. **内部密度特征**　pGGN 密度均匀多提示良性;密度较高、密度不均匀多提示恶性,需结合病灶大小及其他形态学变化综合判断。持续存在的 pGGN 大多数是恶性的或者有向恶性发展的潜能。

5. **内部结构特征**　pGGN 多为浸润前病变或良性结节,内部结节与空泡征、支气管充气征等征象的出现提示恶性概率增大。如果小支气管被包埋且伴局部管壁增厚,或包埋的支气管管腔不规则,则往往提示恶性。

（三）注意事项

1. pGGN 的 CT 随访应采用薄层 CT 平扫或靶扫描技术。

2. 如果结节增大(尤其是直径 >10mm),或出现实性成分增加,通常预示为恶性转化,需进行非手术活检和 / 或考虑切除。

3. 如果患者同时患有危及生命的合并症,而肺部结节考虑为低度恶性不会很快影响到生存,或可能为惰性肺癌而无需即刻治疗者,则可限定随访时间或减少随访频率。

pGGN 是一种非特异征象,在随访期间一旦出现结节灶并有增强或 CT 肿瘤微血管征者,应停止随访,建议手术切除,以免延误早期肺癌的诊治。

（四）典型病例影像展示(图 3-10~ 图 3-12)

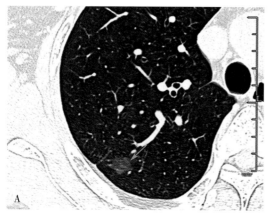
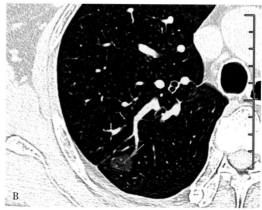

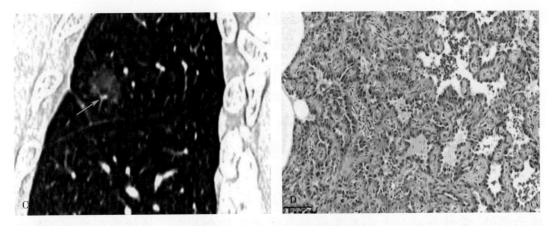

图 3-10　右肺上叶微浸润性腺癌

A. 右肺上叶后段 pGGN,边界清,边缘欠光整,密度均匀(箭头);B、C. 7 个月后 CT 复查,横断位右肺上叶 pGGN 无缩小,并可见结节内血管穿行(箭头),冠状位重建示病灶内见血管穿行、增粗(箭头);D. 微浸润性腺癌,图中左侧见浸润性小腺泡,浸润范围 <5mm,HE 中倍放大 ×200

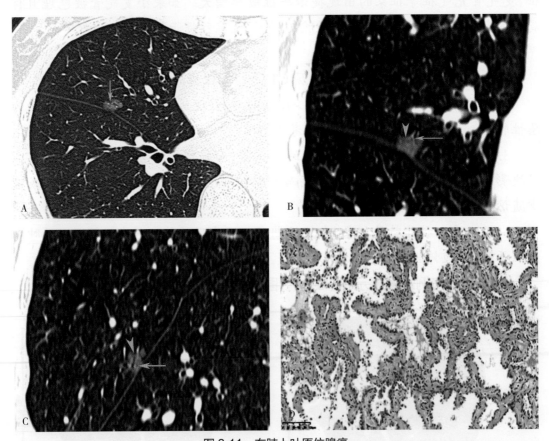

图 3-11　右肺上叶原位腺癌

A. 体检首次发现右肺上叶 pGGN,边界清,边缘欠光整,见浅分叶(箭头),密度较均匀,经抗炎治疗后 6 个月复查 CT,左肺上叶 pGGN 无缩小,并可见结节内血管穿行(箭头);B、C. 冠、矢状位重建左肺上叶 pGGN 内见血管穿行(箭头)及浅分叶(箭头);D. 原位腺癌,显著不典型腺泡细胞贴壁状生长,核拥挤有重叠,HE 中倍放大 ×200

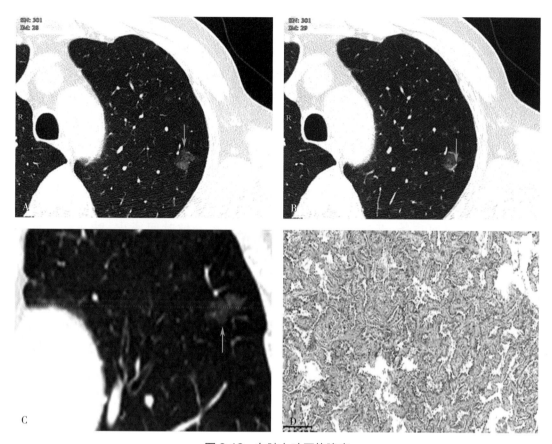

图 3-12　左肺上叶原位腺癌

A. 左肺上叶 pGGN, 边界清, 边缘欠光整, 见浅分叶(箭头), 密度较均匀; B. 经抗炎治疗后 6 个月复查 CT, 左肺上叶 pGGN 无缩小, 并可见结节内血管穿行(箭头); C. 冠状位重建左肺上叶 pGGN 见浅分叶(箭头); D. 原位腺癌, 显著不典型肺泡上皮纯贴壁状生长, HE 低倍放大 ×100

二、部分实性结节

病灶内同时含有磨玻璃和实性成分的结节为部分实性结节(PSN), 亦称为混合磨玻璃结节(mGGN)。

(一) 病理基础及 CT 影像学特征

1. 数量、大小　可为单发、多灶性或者弥漫性, 以单发多见。大小不一, 从数毫米至数厘米不等。

2. 形态、位置　mGGN 因其生长方式的关系, 整体形态为类圆形或不规则形, 恶性亚实性结节与恶性实性结节相比, 出现不规则形态的比例更高。肺外带多见, 少数位于肺门中央。

3. 内部特征　mGGN 病理基础多是由于异常细胞在局部多层堆积, 导致肺泡壁萎陷, 纤维成分增生, 病灶与正常肺实质分界不清并有部分残存气腔, CT

上表现为混合密度磨玻璃结节,包括磨玻璃成分及实性成分(图 3-13)。在恶性 mGGN 中,其磨玻璃成分为肿瘤细胞的附壁样生长成分,其实性成分则可以为肿瘤浸润成分、肺泡塌陷成分、肺泡间质纤维增生成分、淋巴细胞浸润成分和黏液成分,其中肿瘤浸润成分为肿瘤性实性成分,其他成分则为非肿瘤性实性成分。在良性 mGGN 中,其磨玻璃成分及实性成分进展缓慢,部分甚至可吸收消散或纤维化。

(1)肿瘤浸润成分:包括附壁样、腺泡样、乳头样、微乳头样和实性五种生长方式。当出现肿瘤浸润成分的实性病灶时,往往提示肿瘤细胞开始出现浸润性生长,侵及肺泡间质等,其肿瘤细胞生长迅速,肿瘤倍增时间减少,肿瘤侵袭能力明显,预后不佳。

(2)肺泡塌陷成分:常无肿瘤细胞,仅有少量稀疏的间质细胞,主要成分为纤维渗出物。CT 常表现为密度均匀,与周围磨玻璃区分界清楚,实性病灶边缘清晰,一般位于病灶的中央或者气管与血管的周围。肺泡塌陷被认为是肿瘤退化的表现,往往提示预后良好。

(3)淋巴细胞浸润成分:表现为实性病灶内大量的淋巴细胞聚集,可能与机体免疫能力和肿瘤基因变异有关。CT 表现为 1mm 左右散点状的实性成分,在密度低的小病灶中比较明显,在密度较高或者含其他实性成分的病灶中常被其他成分掩盖。有报道研究表示,高密度的淋巴细胞浸润成分,往往提示预后良好。

(4)黏液成分:由黏液性肺腺癌的肿瘤细胞分泌。实性部分是肿瘤部分,而磨玻璃部分是黏液成分渗漏到周围肺组织所致。CT 表现为分界不清的均匀密度实性部分,病灶的边缘常模糊,常有类似于晕征出现。

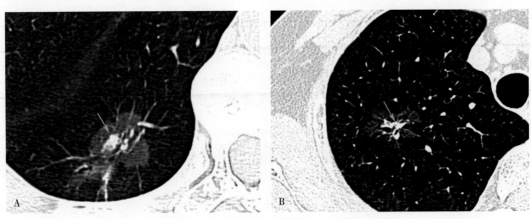

图 3-13　混合磨玻璃结节的 CT 表现

A. 右肺下叶 mGGN 伴分叶,内见不规则实性结节(箭头);B. 右肺上叶 mGGN 伴分叶,内见条形实性密度影(箭头)

（5）结节征与空泡征：前者指病灶内呈多个圆形结节样，即由多个结节组成，其病理基础是肺癌的多灶性起源，尚未融合；后者指病灶内1~2mm（或<5mm）的点状透亮影，单个或多个，其病理基础主要是尚未被肿瘤破坏、替代的肺结构支架，如肺泡、扩展扭曲的未闭细支气管等，部分是肿瘤坏死腔、含黏液的腺腔结构。这两个征象常共存，主要见于早期恶性mGGN，出现概率较pGGN及实性结节多见，薄层扫描显示为佳，靶扫描更具优势（图3-14）。

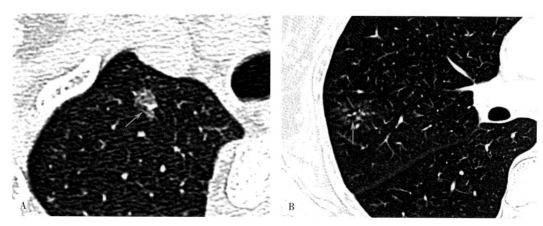

图3-14　混合磨玻璃结节伴空泡征的CT表现
A. 右肺上叶mGGN伴病灶内小圆形空泡（箭头）；B. 右肺下叶mGGN，期内间多发小圆形低密度空泡（箭头）

（6）支气管征：为上下层连续、长条或分支状、与支气管相关或血管伴行的小透亮影。良性病变中的支气管结构完整、没有破坏，其内壁光滑，因而管腔多为正常形态。而恶性病变中的支气管常受到侵犯，导致支气管腔狭窄、截断、内壁不光整、管壁增厚僵硬等，另外，恶性肿瘤常伴有黏稠分泌物，可导致远端支气管扩张，但此征亦可为良性病变的少见征象。

细支气管充气征、空泡征很少见于良性结节，其存在多提示为恶性病变，尤其是腺癌。因此空泡征对早期肺癌的诊断有重要价值，尤以空泡征透亮影内缘有结节状或不规则突起时，更需警惕恶性的可能。若病灶内原有的支气管充气征及空泡征消失，代之以实性成分出现，提示肿瘤恶性增长迅速，需及早干预（图3-15）。

4. mGGN 的边缘　随着病变的发展，在恶性mGGN中，癌细胞异型性增加，逐渐填充肺泡，肺泡壁塌陷，成纤维细胞增生，癌细胞逐渐向周围肺间质浸润，出现分叶征、毛刺征等典型恶性征象，瘤肺界面毛糙、不规整。良性mGGN中边缘可有分叶、长毛刺表现，但病灶进展缓慢，部分可吸收纤维化。

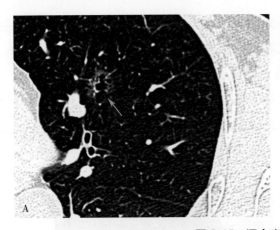
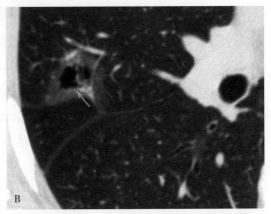

图 3-15　混合磨玻璃结节伴囊腔

A. 左肺上叶 mGGN 伴囊腔影（箭头），内壁不光、管壁增厚；B. 右肺中叶 mGGN 伴囊腔影（箭头），
内壁不光整，局部分叶，邻近胸膜牵拉凹陷

（1）分叶征：是指肺结节的轮廓并非纯粹的圆形或椭圆形，表面常呈凹凸不平的多个弧形，形似多个结节融合而成，通常可分为深分叶和浅分叶，以分叶部分的弧度为标准，弦距与弦长之比 >2/5 为深分叶。其病理基础是病灶边缘细胞分化程度不一、生长速度不同，其次是病灶向肺小叶生长时受到了其周围的正常肺组织（如血管或支气管）或者肺间质（如肺泡间隔、小叶间隔）的阻挡，结节内部的纤维组织收缩，或者因为肿瘤各部供血情况不完全相同，导致瘤体向不同方向的扩展速度不同，使得结节形态发生了改变。

（2）毛刺征：由病灶向外发出的纤维带或病灶自身的淋巴管血管性蔓延，病灶纤维化成分收缩牵拉周围的小叶间隔，或者是周围边缘有炎性反应及结缔组织增生所致。CT 表现为结节边缘向周围伸展的线条状影且呈放射状或毛刺状表现。恶性 mGGN 多为细短毛刺（图 3-16），良性 mGGN 多为粗长毛刺。

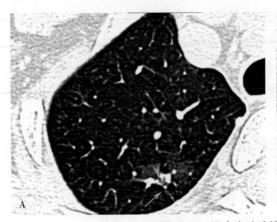
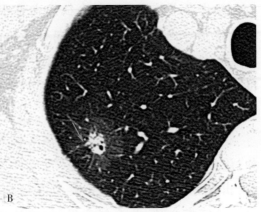

图 3-16　混合磨玻璃结节边缘毛刺 CT 征象

A. 右肺上叶 mGGN 伴毛刺（箭头）及空泡征（箭头）；B. 右肺上叶 mGGN 伴毛刺（箭头），局部分叶

5. mGGN周围邻近结构改变 包括肿瘤微血管移动-联通征、血管集束征、胸膜凹陷征等。

（1）肿瘤微血管移动-联通征：mGGN在生长进展过程中对于营养及氧量的需求量逐渐增加，通过释放血管生成因子刺激血管内皮细胞增生，导致微血管生成、微血管密度增加及周围血管管径增粗、扩张等构型改变，出现血管移动或血管与血管之间广泛吻合联通成网。多见于早期肺腺癌，其肿瘤血管具随机性，可以来源于肺动脉、肺静脉或者支气管动脉。薄层CT平扫以及后处理技术，明显提高了早期微小肺癌的诊断率，特别是AIS与MIA的影像诊断的精准性。当薄层平扫GGN中未出现内源性的肿瘤微血管结构时，需作增强扫描。

（2）血管集束征：指邻近血管向结节聚拢，常可见多根细小血管向结节聚集，其本质仍是病灶内纤维增生，牵拉邻近肺结构包括血管，形成可见的血管分布改变。CT表现为周围多根细小血管影向结节聚集（图3-17）。

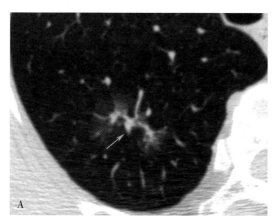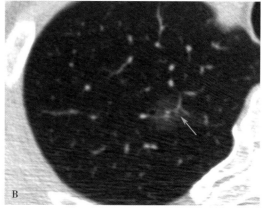

图3-17 混合磨玻璃结节伴血管集束征CT表现
A. 右肺上叶IAC，mGGN伴血管集束征（箭头）；B. 右肺上叶MIA，mGGN伴血管集束征（箭头）

（3）胸膜凹陷征：为近脏层胸膜面小三角形或小喇叭状影，底部在胸壁，尖向结节，通过线状影相连。此征象在mGGN中相对少见，常见于具有实性成分的肺腺癌中。邻近胸膜的AAH、AIS由于癌细胞数量少、侵袭性弱，通常并没有迅速侵犯胸膜并对其产生向心性牵拉的能力，而邻近胸膜的MIA、IAC由于癌细胞数量多、侵袭性强，可侵犯胸膜并对其产生牵拉的能力（图3-18）。

（二）鉴别诊断

1. 病灶形态 恶性mGGN多呈类圆形、不规则形典型肿块；炎性病变多呈三角形、长条形及片状不典型肿块。

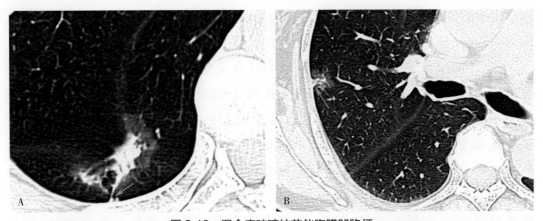

图 3-18 混合磨玻璃结节伴胸膜凹陷征

A. 右肺下叶 IAC,mGGN 伴胸膜凹陷(箭头);B. 右肺上叶 MIA,mGGN 伴胸膜凹陷(箭头)

2. 边缘及瘤肺界面 恶性 mGGN 多边缘清楚但不整齐,多呈分叶状,瘤-肺界面毛糙、不光整甚至有毛刺;炎性 mGGN 多边缘模糊,多数无分叶。

3. 内部结构特征 mGGN 因其内部病理成分不同而在 CT 影像上表现亦不同,空泡征、支气管充气征主要见于早期恶性 mGGN(腺癌),出现概率较 pGGN 及实性结节多见,良性病变中出现细支气管充气征、空泡征概率较少见,而且其内部支气管腔多为正常形态。

4. 瘤周结构 mGGN 中的肿瘤微血管移动-联通征多见于早期肺腺癌,应用薄层 CT 平扫、相关后处理技术以及增强扫描精准诊断,特别是 AIS 与 MIA 的早期诊断;恶性 mGGN 多有胸膜凹陷征及血管集束征,良性 mGGN 周围可出现纤维条索、胸膜增厚等征象。

5. 增强扫描 可更好地显示 mGGN 病灶内部及其与毗邻肺血管的关系,如 mGGN 中的肿瘤微血管移动-联通征。恶性 mGGN 中的实性成分与实性结节的强化规律相似,内部磨玻璃病灶可见结节状或网格状强化,边缘常常不规则或呈结节状,mGGN 中的血管集束征、内部肿瘤异常血管较 pGGN 多见,然低于实性结节。良性 mGGN 多不影响邻近血管,可见血管从病灶边缘绕过或平滑自然地穿过病灶。

(三) 注意事项

对于 mGGN,除评估 mGGN 病灶大小外,其内部实性成分的比例更加重要。侵袭性腺癌中 GGO 所占比例越大,预后越好,与肿瘤大小无关。当 CT 扫描图像中实性成分越多,提示侵袭性越强。

1. 单个 mGGN 直径≤8mm 者,需注意的是:①混杂性结节的 CT 随访应采用薄层 CT 平扫或靶扫描技术;②如果混杂性结节增大或实性成分增多,通常提示为恶性,需考虑切除,而不是非手术活检;③如果患者同时患有危及生命的合并症,而肺部结节考虑为低度恶性不会很快影响到生存,或可能为惰性肺癌而无需即刻治疗者,则可限定随访时间或减少随访频率;④如果发现结节的同时有症状或有细菌感染征象时,可考虑经验性抗菌治疗。

2. mGGN 直径 >8mm 者,需注意的是:①PET/CT 不应该被用来描述实性成分 ≤ 8mm 的混杂性病灶;②非手术活检可用于确立诊断并结合放置定位线、植入放射性粒子或注射染料等技术帮助后续手术切除的定位;③非手术活检后仍不能明确诊断者,不能排除恶性肿瘤的可能性;④mGGN 直径 >15mm 者可直接考虑进一步行 PET/CT 评估、非手术活检和 / 或手术切除。

3. 对于 6mm 及以上实性成分的 mGGN,需注意的是:具有特别可疑形态(即分叶或囊性成分)、连续生长或实性成分 >8mm 的 mGGN,建议采用 PET/CT、活检或切除术。

(四) 典型病例影像展示(图 3-19~ 图 3-22)

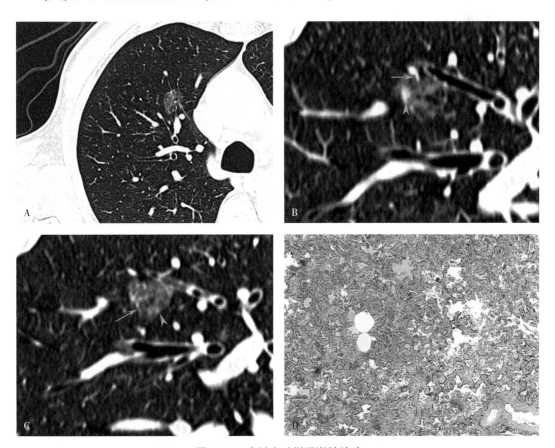

图 3-19　右肺上叶微浸润性腺癌

A. 右肺上叶 mGGN,边界清,内见空泡征(箭头),密度不均;B、C. 冠、矢状位重建右肺上叶 mGGN 内见增粗血管穿行(箭头)及结节状实性密度影(箭头);D. 微浸润性腺癌,图中右侧为原位腺癌,左侧浸润灶小于5mm,HE 低倍放大 ×40

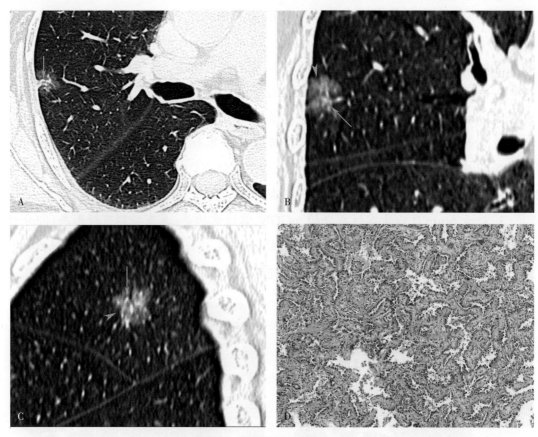

图 3-20 右肺上叶浸润性腺癌

A. 右肺上叶 mGGN,边界清,结节边缘见浅分叶(箭头),密度不均,结节内见条状实性密度影;B、C. 冠、矢状位重建右肺上叶 mGGN 内见血管穿行(箭头)及浅分叶(箭头);D. 结节型浸润性腺癌(贴壁生长型约占70%,腺泡型约占 30%),HE 低倍放大 ×100

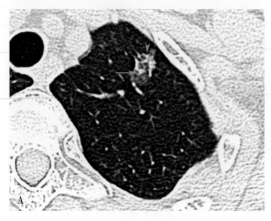

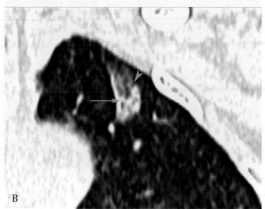

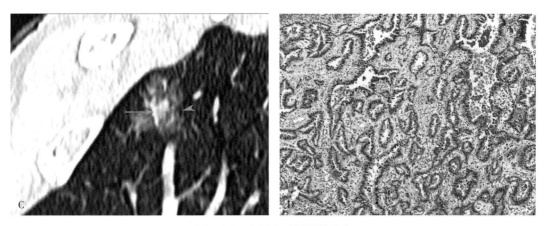

图 3-21　左肺上叶浸润性腺癌

A. 左肺上叶 mGGN,边界清,结节边缘见浅分叶(箭头),密度不均,结节内见条状实性密度影(箭头);B、C. 冠、矢状位重建左肺上叶 mGGN,见条片状实性密度影(箭头)及浅分叶(箭头);D. 结节型浸润性腺癌,腺泡型为主,HE 中倍放大 ×200

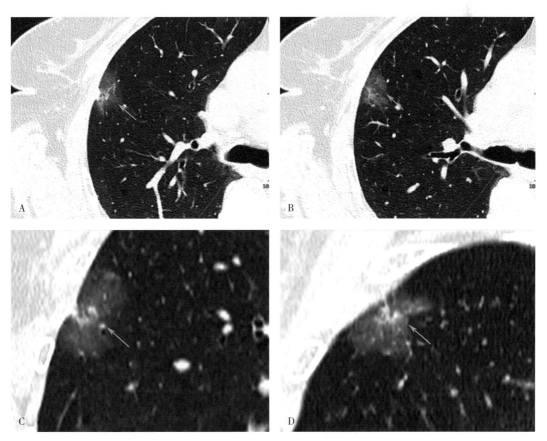

图 3-22　右肺上叶浸润性腺癌

A. 右肺上叶胸膜下 mGGN,边界清,结节边缘见毛刺(箭头);B. 内侧缘局部分叶(箭头);C. 冠状位重建右肺上叶 mGGN,密度不均,结节内见条状实性密度影(箭头);D. 矢状位重建右肺上叶 mGGN,边缘浅分叶(箭头)

三、实性结节

肺实性结节为较为密实的结节,一般为软组织或更高密度影,病变密度足以掩盖其中走行的血管和支气管影。可为单发或多发,许多疾病均可表现为肺实性结节,恶性病变如肺癌、转移瘤、肺神经内分泌肿瘤、淋巴瘤等,良性病变如结核球、炎性肉芽肿、硬化性肺泡细胞瘤、错构瘤等。本部分着重介绍孤立性肺实性结节。

(一)病理基础及CT影像学特征

孤立性肺结节特征显示包括:结节大小、位置、形态、内部特征、结节边缘、周围邻近结构改变等方面。

1. 大小、位置　实性肺结节体积越小,良性可能越大,体积越大,恶性概率更高,部分肺结节病变也有其好发的部位。

一般而言,较小的肺结节良性可能性较大,随着肺结节体积增大,其恶性概率也随之增加。目前,实性肺癌的容积倍增时间已经明确(容积倍增1倍相当于直径增加25%),且大多数实性肺癌的倍增时间在100~400天之间。为便于更好地指导分级诊疗工作,对肺结节患者进行精准管理,特别将肺结节中直径<5mm者定义为微小结节,直径为5~10mm者定义为小结节。

孤立性肺结节好发部位:肺结核球多位于上叶尖、后段和下叶背段(图3-23)。肺隔离症好发于两肺下叶。肺腺癌和转移瘤趋向分布在外周(图3-24),而鳞癌则较常见于接近肺门(图3-25)的部位。小的实性结节位于肺裂周围或胸膜下时,一般常为肺内淋巴结。

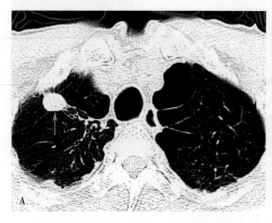

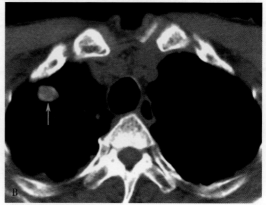

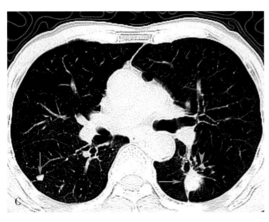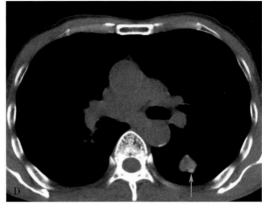

图 3-23 结核球

A.横断面CT肺窗示右肺上叶尖段实性结节(箭头),边缘光整,周围卫星灶;B.纵隔窗病灶边缘光整,边缘见弧形钙化(箭头);C.两肺下叶背段结节(箭头),左肺下叶背段周围卫星灶(箭头);D.纵隔窗左肺下叶背段病灶边缘见斑点状钙化(箭头)

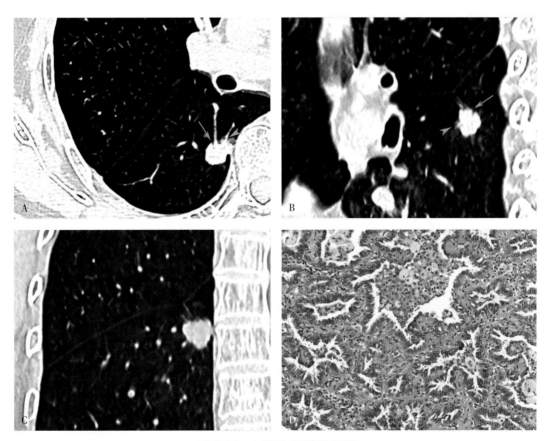

图 3-24 右肺下叶浸润性腺癌

A.横断面CT右肺下叶背段近脊柱旁实性结节(箭头),边缘见毛刺(箭头);B.矢状位肺窗病灶可见深分叶(箭头),毛刺(箭头);C.冠状位肺窗显示毛刺及邻近胸膜牵拉、凹陷;D.肿瘤细胞单层柱状,呈不规则腺管状结构,间质纤维组织增生(HE低倍放大 ×200)

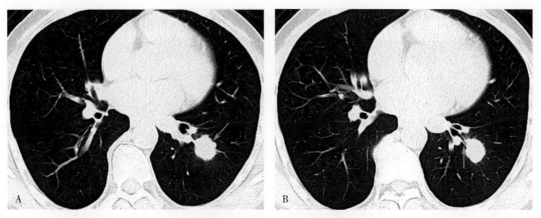

图 3-25 左肺下叶低分化鳞癌

A. 横断位 CT 肺窗,病灶可见分叶(箭头);B. 横断位 CT 肺窗示邻近基底段支气管开口闭塞(箭头)

2. 形态 不规则的形态、深分叶在肺癌的诊断中有着重要意义。大多数实性肺结节的形态表现为圆形或类圆形,恶性肺结节中不规则形态的比例较高。

(1)圆形肿块征:表现为病灶趋圆形(类圆形),体现了其生长方式为细胞的堆积,多见于恶性病变,需要与三角形、长条形及片状良性病灶区分。

(2)分叶征:常呈凹凸不平的多个弧形、形似多个结节融合而成,其病理与肿瘤边缘细胞分化程度不一、生长速度不同,以及正常肺组织及周围间质阻挡生长受限有关。分叶征包括深分叶和浅分叶,在实性结节中出现概率较非实性结节高,深分叶多见于恶性结节(图 3-26)。

3. 内部特征 肺结节内部特征包含结节本身的密度及强化差异,以及其他一些特殊的征象,如结节征与空泡征、空洞征、支气管征等。往往空泡征、不规则的厚壁空洞、支气管腔的狭窄、截断、内壁不光、管壁增厚、僵硬等征象对恶性结节的诊断有着重要价值。

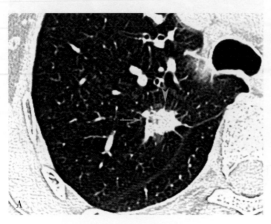
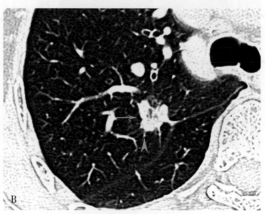

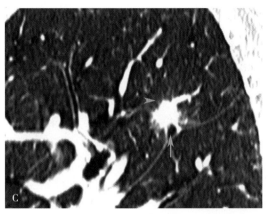
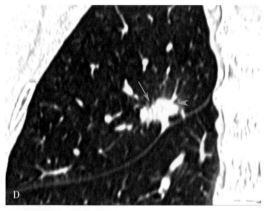

图 3-26　右肺上叶结节型中分化腺癌

A、B. 横断位 CT 显示右肺上叶不规则实性结节，内密度不均，形态不规则，可见深分叶（箭头）、毛刺（箭头）；
C、D. 冠矢状位 CT 重组肺窗显示深分叶（箭头）、毛刺（箭头），邻近胸膜牵拉凹陷

（1）病灶本身的密度：是用以评价肺结节内部组织特性的重要参数之一。CT薄层扫描能更好地观察病灶内部细微成分，如密度均匀性、有无钙化等。密度评价包括平扫密度和增强后密度变化。在增强扫描中，恶性结节的血管外间隙扩大，微血管床增加，导致对比剂容易透过血管壁，弥散至肿瘤细胞间隙内，出现较高的强化程度；急性炎症可导致肺循环细小动脉弥散性血栓形成，相应肉芽组织新生血管或者由支气管动脉代替，小动脉扩张微循环加速，造成单位组织血流量增加，故其强化远高于良性结节，也高于恶性结节。美国学者 Swensen 等研究认为，恶性肿瘤组强化值（平均 40HU）明显高于良性组（平均 11HU），以 20HU为阈值可有效鉴别良恶性结节。国内有研究认为，强化值 ≤ 20HU 高度提示良性，20~60HU 提示恶性，>60HU 以炎性结节可能大。炎性肉芽肿的强化程度高于恶性结节，往往呈周围强化型，中心为坏死的无强化区，借此可与恶性结节鉴别。

（2）钙化：其分布、形态及内部含量对肺结节的定性具有重要作用。错构瘤常见爆米花样钙化，结核球常见弧形或环形钙化，而砂粒状钙化常见于恶性结节。Mahoney 等分析发现，稠密、中心、层状、爆米花样及散在的钙化多为良性（图 3-27），而点状、网状、无定形的钙化多为恶性（图 3-28）；结节内见脂肪密度提示良性结节，50% 错构瘤在薄层 CT 上可见脂肪密度。

（3）结节征与空泡征：这两个征象常共存，在恶性结节中多见，主要见于早期肺癌，其病理、CT 表现与 mGGN 中的空泡征类似，实性结节中出现的概率低于mGGN。在 HRCT 扫描显示为佳，靶扫描更具优势。

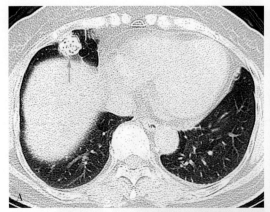

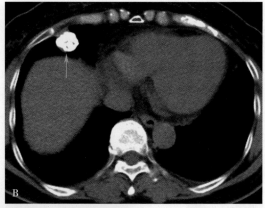

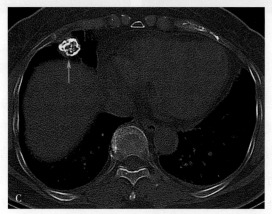

图 3-27 右肺中叶错构瘤

A~C. 横断位 CT 肺窗、纵隔窗、骨窗,显示病灶内部典型爆米花样钙化(箭头)

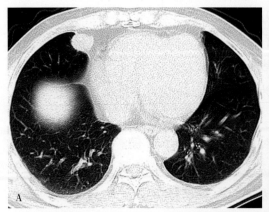

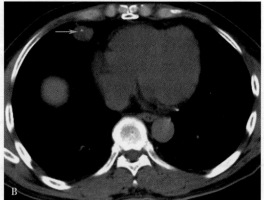

图 3-28 右肺中叶周围型中 - 低分化腺癌

A. 横断位肺窗右肺中叶实性结节;B. 纵隔窗显示病灶内斑点状钙化(箭头)

(4)空洞征:指病灶内较大而无管状形态的透亮影,病理上指结节内有坏死液化并排出所致。影像上定义为大于相应支气管径2倍,且与上下层面支气管不连续的灶内透亮影,或大于5mm的圆形或类圆形空气样低密度影,有多种形态,包括薄壁或厚壁空洞、中央型或偏心型空洞、壁光整或不规则、有无壁结节等。肿瘤空洞多为中央性厚壁空洞,壁不规则,可有壁结节。壁厚度≤4mm倾向于良性, ≥15mm倾向于恶性,在HRCT或靶扫描上显示佳(图3-29)。

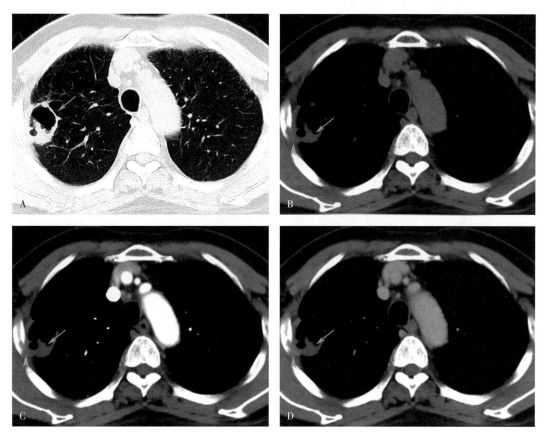

图3-29　右肺上叶鳞癌

A. 横断位肺窗,右肺上叶结节伴偏心性空洞(箭头);B~D. 纵隔窗平扫、增强动脉、静脉期,可见不规则厚壁结节,较厚处>15mm(箭头),邻近肋骨可见骨质破坏改变(箭头)

(5)支气管充气征:可以是局部扭曲、充气或继发局部支扩表现,与mGGN中的支气管充气征类似,但出现概率低于mGGN。良性病变中的支气管腔多为正常形态,内部结构完整,内壁光滑;而恶性病变中的支气管腔破坏,可出现狭窄、截断、内壁不光整、管壁增厚僵硬等,并可继发远端支气管扩张(图3-30)。

4. 边缘　肺结节边缘包括毛刺征、棘突征、尖角征、桃尖征、索条征等,而毛刺征、棘突征并不是恶性病变的特异性征象。

(1)毛刺征:其病理及CT表现与mGGN基本一致,表现为结节边缘向周围伸展的线条状影且呈放射状或毛刺状表现。毛刺征在恶性实性结节中出现的概率比恶性mGGN高,表现为细短僵直,呈细线状,无分支;良性结节多为粗长毛刺。

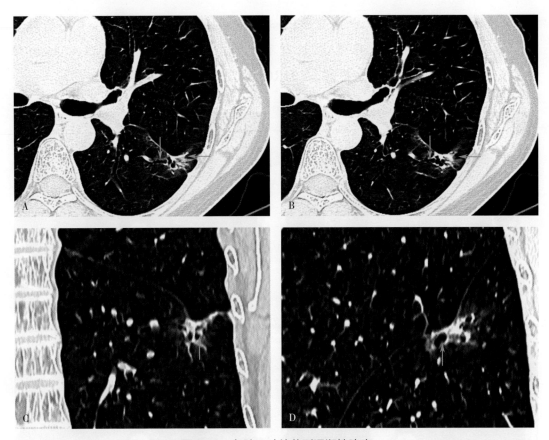

图 3-30　左肺下叶结节型浸润性腺癌

A、B. 横断位CT,左肺下叶不规则结节,内密度不均,病灶见深分叶、支气管充气征(箭头),边缘毛刺;
C、D. 冠矢状位重建,病灶内部空泡征、支气管充气征(箭头),内壁不光整、管壁增厚僵硬,邻近胸膜牵拉、凹陷

（2）棘突征：表现为结节边缘呈尖角状突起(小三角形),其病理基础是腺泡间隔局限性纤维增生所致,影像上为介于分叶与毛刺之间的一种较粗大而钝的结构,有时也称为一种特殊的分叶,在靶扫描CT上显示佳。

棘突征与毛刺征的鉴别：棘突征表现为近端宽、远端窄,CT肺窗、纵隔窗均可见,而毛刺征近、远端宽度相差甚微,肺窗可见,纵隔窗则不显示。二者在实性恶性结节中出现概率较非实性恶性结节高(图3-31),部分良性结节(如结核球)亦可出现,结核球边缘毛刺征多分布在局部的边缘上,呈梳齿状向一个方向排列,而肺癌的短细毛刺多呈放射状排列。

（3）尖角征、桃尖征、索条征：尖角征、桃尖征通常数量较少,表现为较粗大而长的线条影,近端更粗大,呈明显的尖的突起状,其远端常可有长线条牵引,主要与棘突征鉴别。而索条征表现为粗长而不规则的线条影,常有分支。三者均多见于良性实性结节。

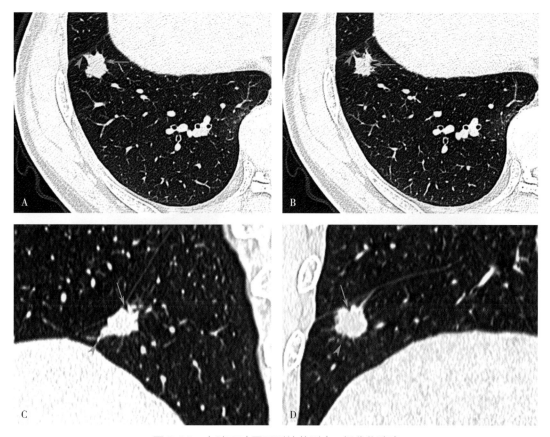

图 3-31 右肺下叶周围型结节型中 - 低分化腺癌

A. 横断位肺窗,右肺下叶不规则结节,边缘深分叶(箭头)、棘状突起(箭头);B. 边缘深分叶(箭头)、毛刺(箭头);C. 矢状位显示病灶边缘深分叶(箭头)、棘状突起(箭头);D. 冠状位显示病灶形态不规则,深分叶(箭头)、毛刺(箭头),邻近胸膜牵拉

5. 周围邻近结构改变 胸膜凹陷征、肺血管包被征、血管集束征多提示恶性,部分亦见于良性病变中,如何针对具体病例,具体分析和综合判断是重点。

(1)胸膜凹陷征:在实性恶性结节中(多为肺腺癌)多见,其病理基础主要是肿瘤方向的牵拉和局部胸膜无增厚粘连或仅有点、条状较松散粘连;瘤体内反应性纤维化、瘢痕形成,收缩力通过肺的纤维支架结构传导到游离的脏层胸膜而引起凹陷。而胸膜反应的病理基础包括炎性纤维化性反应和肿瘤性侵犯,位于胸膜下的良恶性结节均可出现胸膜反应。

胸膜凹陷征的三种主要CT表现形式:①当凹入中心与扫描层面平行时显示出典型的胸膜凹陷征,即瘤灶与邻近胸壁间见三角形影 / 喇叭口状胸膜凹陷征,其尖端与线状影相切;②当扫描层面偏离凹陷中心时,线状影由一条分为两条或两条以上,有时见其与瘤体逐渐分开,三角形影由大变小,分成两个小三角形;③水平裂和斜裂胸处表现为曲线影。这些征象多见于周围型肺癌,出现概率较高(图3-32)。该征象以往亦曾被认为是肺癌的独有表现,但也可见于一些良性肿瘤或炎性肉芽肿等,因此需针对具体病例,具体分析和综合判断。

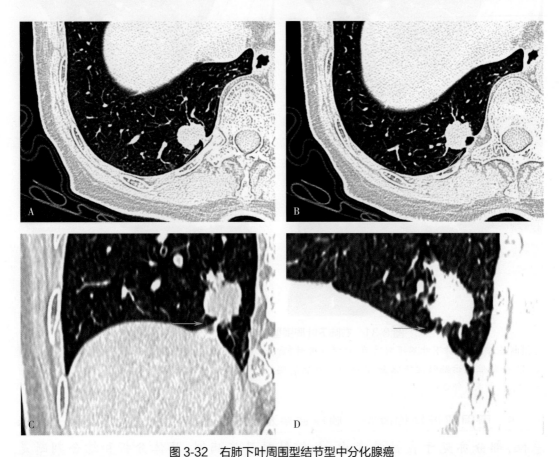

图3-32　右肺下叶周围型结节型中分化腺癌

A、B.横断位肺窗,病灶与邻近胸壁间见三角形影/喇叭口状胸膜凹陷征(箭头);C、D.多方位重组肺窗,显示胸膜凹陷征(箭头)

(2)血管征:包括肺血管包被征、血管集束征、周围血管充血征及单纯血管推移征。①肺血管包被征:指肺血管进入结节或终止于结节,血管常狭窄、堵塞、截断等,其中以肺静脉包被(肺静脉包被征)意义最大,提示肺癌机会增加;②周围血管充血征:指前述的界面征中的充血征;③血管集束征:指邻近血管向结节聚拢,常可见多根细小血管向结节聚集,其本质仍是病灶内纤维增生,牵拉邻近肺结构包括血管,形成可见的血管分布改变;④单纯血管推移征:血管受结节推挤而改变走向。

关于血管征的确认、病理及其意义,国内外学者均有不同的看法,多数认为肺静脉包被、聚集多见于恶性病变,少部分血管集束征可见于肺纤维增殖灶、肺结核、机化性肺炎等。然而,当出现较明显的稍粗大的血管聚拢于结节时,需要警惕恶性病变的可能。

（二）鉴别诊断

1. 病灶大小、部位、形态 结节 >20mm 多为恶性,结节 5~10mm 及 <5mm 多为良性;肺癌以胸膜下多见,肺结核球多位于上叶尖、后段和下叶背段,肺隔离症好发于两肺下叶;肺癌多呈类圆形典型肿块(长、宽、高大致相等),炎性病变多呈三角形、长条形及片状或长宽高不等的不典型肿块。

2. 分叶征、毛刺征 肺癌常见深分叶,错构瘤及结核球可呈浅分叶,炎性假瘤多呈不规则形。毛刺征大多为恶性结节,部分良性结节为长毛刺及"尖角征"。

3. 胸膜凹陷征 实性恶性结节(肺腺癌)多见,典型呈脐凹状;结核球与炎性假瘤多出现胸膜线影或尖角征。

4. 空泡征 在非实性结节中出现的概率较实性结节多见,空泡征是未闭塞的小支气管或肺泡,多见于早期肺腺癌。

5. 血管集束征 多见于恶性实性结节(周围型肺癌)中,少部分见于肺纤维增殖灶、肺结核、机化性肺炎等。

6. 液化脓腔征 脓腔见于炎性病灶,可增强扫描予以鉴别。

7. 空洞 壁厚度 ≤ 4mm 倾向于良性,≥ 15mm 倾向于恶性。癌性空洞常为不规则厚壁(远侧)偏心空洞,洞壁厚薄不均,有壁结节。结核球的空洞多为近侧偏心空洞,洞壁薄而光滑,空洞周围常见卫星灶。炎性假瘤的空洞壁较厚,内壁光滑。韦格纳肉芽肿的空洞壁多较薄。

8. 病灶密度、对比增强 病灶较小而密度较高倾向良性结节;边界清楚、密度较低的磨玻璃结节倾向原位腺癌;强化值介于 20~60HU 的结节高度提示恶性,强化值 ≤ 20HU 高度提示良性可能,强化值 >60HU 以炎性结节可能大。

9. 钙化 最常见于错构瘤和结核球;错构瘤多为爆米花样钙化,结核球常见弧形或环形钙化,而砂粒状钙化常见于恶性结节。

10. 结节倍增时间 倍增时间是指肿瘤体积增加1倍的时间,常把球形病灶的直径增加25%所需的时间作为倍增时间。实性恶性结节的倍增时间为40~360 天,良性结节为小于 1 个月或大于 16 个月。

（三）注意事项

1. 对于不能定性的直径 >8mm 的实性肺结节,CT 随访过程中需注重增强扫描,观察病灶内部结构及血供情况,如有需要可以考虑PET/CT检查。

2. 恶性病变倍增时间为 20~400 天,大多数的实性结节 <100 天,磨玻璃结节和半实性结节增长速度较慢(>200 天);如果倍增速度很快,多提示为炎性结节,可考虑经验性抗感染治疗。

3. 如果随访过程中结节增大,伴有深分叶、短毛刺、胸膜凹陷征、无定形钙化、不规则厚壁空洞(壁厚 >15mm)通常提示为恶性结节可能,需进行穿刺活检术和/或临床干预。

4. 如果患者因高龄、心肺功能不全等原因,而肺部结节考虑为中低度风险结节,则可限定随访时间或减少随访频率;若为高风险结节,则可以选择介入综合治疗。

(四) 典型病例影像展示(图 3-33~ 图 3-38)

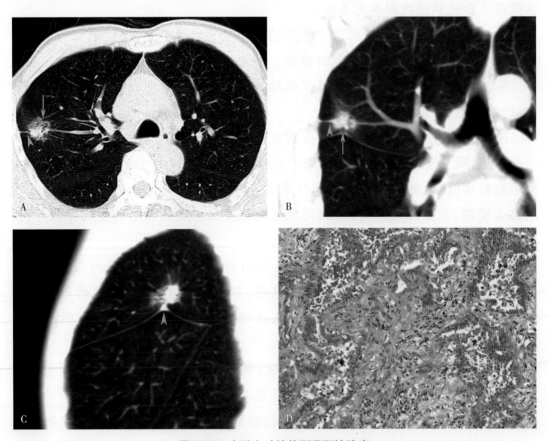

图 3-33 右肺上叶结节型浸润性腺癌

A.横断位肺窗,病灶形态不规则,实性成分为主,可见深分叶(箭头)、毛刺(箭头);B.冠状位重组肺窗 CT,显示边缘深分叶(箭头)、毛刺(箭头);C.矢状位重组肺窗 CT,瘤灶与邻近叶间胸膜间见三角形影/喇叭口状胸膜凹陷征(箭头);D.结节型浸润性腺癌(腺泡亚型为主),肿瘤细胞单层柱状,呈不规则腺管状结构,间质纤维组织增生。HE 低倍放大 ×200

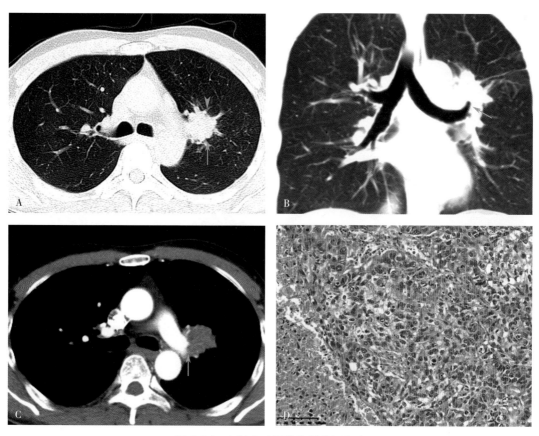

图 3-34　左肺上叶低分化鳞状细胞癌

A. 横断位肺窗,显示左肺上叶不规则结节,边缘分叶(箭头)、毛刺(箭头);B. 冠状位重组肺窗显示,左肺上叶尖后段支气管闭塞(箭头);C. 增强动脉期纵隔窗,显示左肺动脉主干受侵犯(箭头);D. 低分化鳞状细胞癌,肿瘤细胞多边形,异型明显,未见明显角化,呈不规则团巢状结构,可见明显坏死,HE 中倍放大 ×200

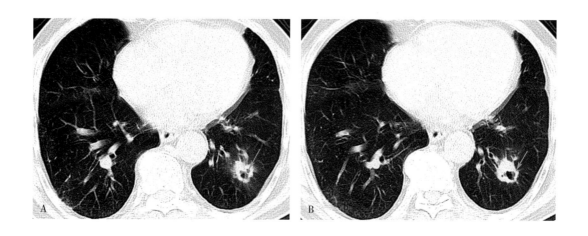

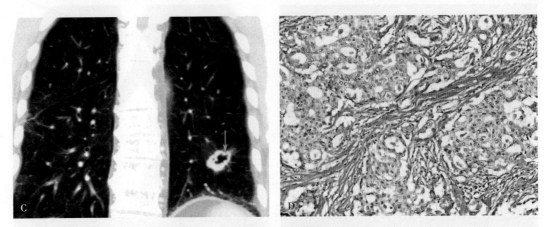

图 3-35　左肺下叶结节型浸润性腺癌

A、B. 横断位肺窗,左肺下叶病灶见偏心性厚壁空洞(箭头),内壁不光整,病灶边缘见分叶、毛刺;C. 冠状位重组肺窗,左肺下叶病灶厚壁空洞,内壁不光整、凹凸不平伴壁结节(箭头);D. 腺癌,肿瘤细胞圆形卵圆形,呈不规则腺泡状、筛状结构,HE 中倍放大 ×200

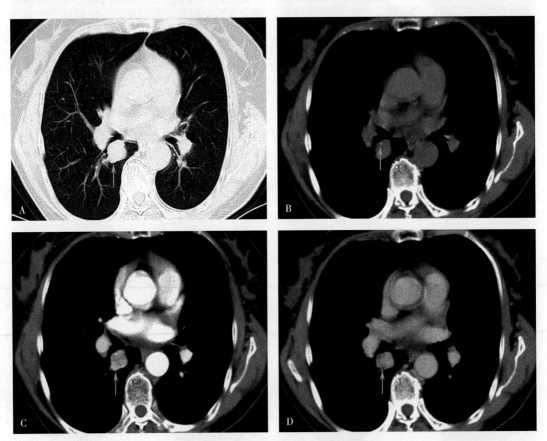

图 3-36　右肺下叶硬化性肺泡细胞瘤

A. 横断位肺窗,右肺下叶实性结节(箭头),病灶边缘光整,局部浅分叶;B. 冠状位显示病灶边缘斑点状钙化(箭头);C、D. 增强扫描病灶明显强化(箭头)

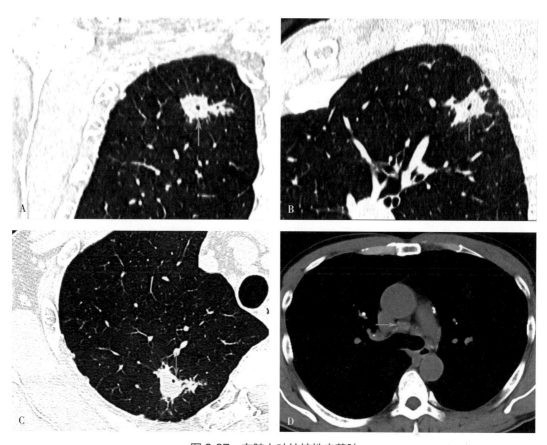

图 3-37 右肺上叶结核性肉芽肿

A、B. 多方位重组肺窗,病灶形态不规则,边缘毛刺,可见小空洞(箭头),病灶周围见卫星灶(箭头);C. 横断位肺窗 CT,病灶形态不规则,边缘毛刺,可见小空洞(箭头);D. 纵隔内见多发钙化淋巴结(箭头)

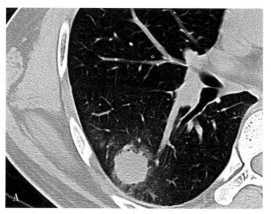

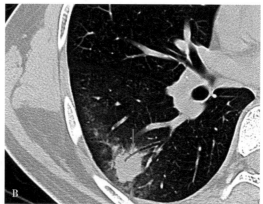

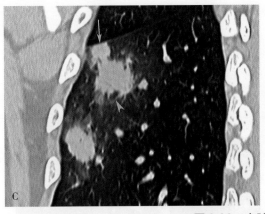
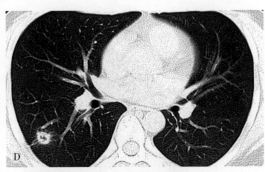

图 3-38 右肺下叶隐球菌病

A、B. 横断位肺窗，右肺下叶多发病灶，病灶周围见絮状渗出影及晕征（箭头），病灶内可见支气管穿行、管壁光整（箭头）；C. 冠状位重组肺窗，右肺下叶病灶周围晕征（箭头），叶间胸膜下病灶与叶间胸膜宽基底相连，呈刀切征改变（箭头）；D. 抗真菌治疗后 2 个月 CT 复查横断位肺窗，病灶明显缩小

四、多发肺结节

多发肺结节是指肺内出现 2 个及以上的肺结节病灶，包括一系列良性和恶性肺部疾病，如结核、尘肺、结节病、转移、淋巴瘤、多发肺癌（图 3-39）等。

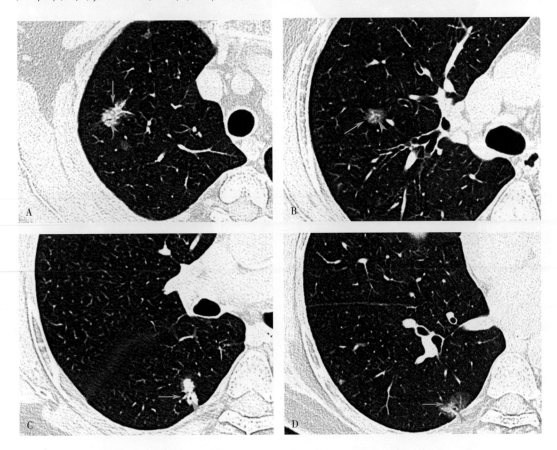

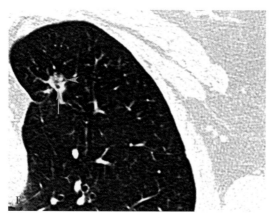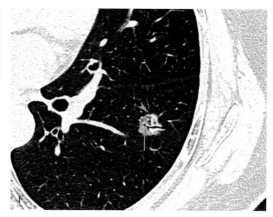

图3-39 多发肺腺癌

A~F.横断位肺窗两肺上叶、下叶见多发结节,病灶呈随机分布,形态不规则,可见深分叶、
毛刺及空泡征(图A~F长短箭头),其中A、F病灶行穿刺活检确诊为腺癌

(一)病理基础及CT影像学特征

1. 多发肺结节的分布 包括小叶中心结节、淋巴管周围结节及随机分布结节(图3-40)。小叶中心结节仅限于小叶中心部位,小叶间隔、支气管血管束及胸膜下无结节,多见于肺结核、肺部炎症等(图3-41);淋巴管周围结节主要分布在淋巴管内及其周围,如小叶间隔、支气管血管束及胸膜下,多见于癌性淋巴管炎、结节病、尘肺(图3-42)等;随机分布结节分布上呈现随机性,随机分布于小叶中心、小叶间隔、支气管血管周围及胸膜下,多见于肺转移瘤(图3-43)。

2. 多发肺结节的形态、分类及病理特征 多发肺结节形态一致或大小不一,密度实性或非实性,边缘清晰或模糊,可有间质结节、气腔结节及小气道结节(即树芽征)表现。间质结节位于肺间质内,包括支气管血管束、小叶中心、小叶间隔和胸膜下,边界较清,周围无渗出,其病理多为各种原因的肉芽肿、肿瘤、纤维组织及淀粉样物质等,主要见于淋巴管周围病变、血行播散型病变,如尘肺、肺结核、转移瘤等。气腔结节位于肺小叶中心,质地均匀,CT值常低于邻近血管,边界模糊,并使邻近血管模糊不清,大小接近腺泡(又称腺泡结节),其病理为细支气管周围的气腔实变,常见于各种炎症、出血及水肿,主要病变为过敏性肺炎、嗜酸性肉芽肿、炎性感染、结核等。小气道结节位于支气管各级分支周围,可达到小叶中心支气管,边缘清楚,HRCT表现为直径3~5mm的结节状和短线状影像,并与支气管血管束相连,呈现"树芽征",其病理基础为支气管末梢分支、细支气管及肺泡导管因黏液或炎性分泌物填充而引起的异常扩张。

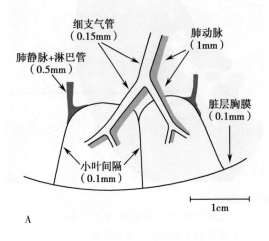

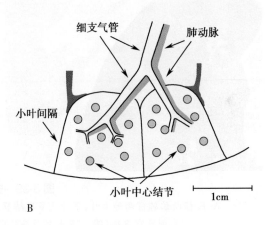

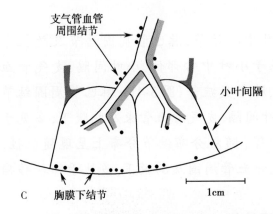

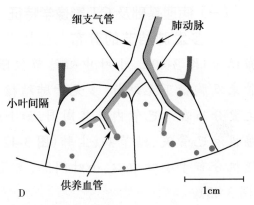

图 3-40　次级肺小叶解剖结构、小叶中心结节、淋巴管周围结节及随机分布结节示意图

A.次级肺小叶解剖结构示意图；B.小叶中心性肺结节分布示意图；

C.淋巴管周围结节分布示意图；D.随机分布结节示意图

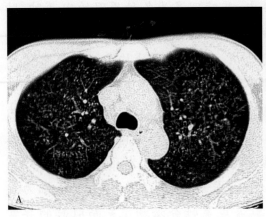

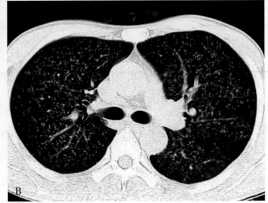

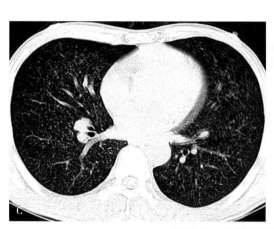

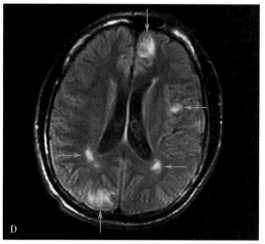

图 3-41 粟粒型肺结核、结核性脑膜炎

A~C. 两肺弥漫粟粒病灶,以小叶中心分布,病灶大小相仿,边界不清;
D. 轴位 T_2-FLAIR 显示,左侧额叶、双侧侧脑室后角旁及右侧枕叶多发高信号病变(箭头)

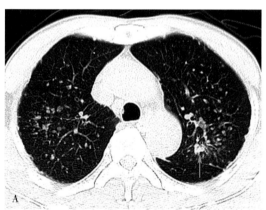

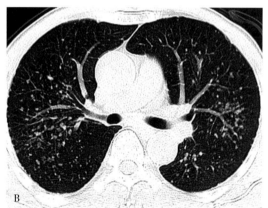

图 3-42 尘肺

A、B. 两肺多发粟粒、结节灶,以淋巴管周围分布为主,病灶大小不一,边界尚清,部分病灶互相融合形成结节(箭头)

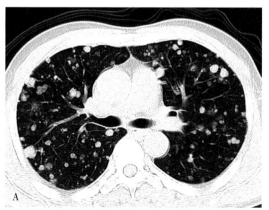

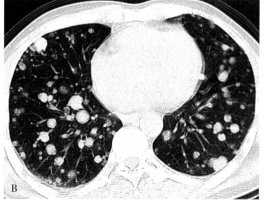

图 3-43 肝癌术后,两肺多发转移瘤

A、B. 两肺多发大小不一结节灶,边界清,边缘光整,病灶呈随机分布

（二）注意事项

多发肺结节的处理具有一定难度,需综合考虑多个因素,除非证实是肿瘤转移灶,否则应当积极对待及处理。本书推荐以《肺结节诊治中国专家共识(2018年版)》为基础、其他指南为辅,对多发肺结节进行随访,综合被检者个人的高危因素(或肺癌风险预测模型)和意愿,以及多发肺结节本身的影像学表现进行综合分析。

第三节 肺结节计算机辅助诊断

一、概述

计算机辅助诊断(computer aided detection/diagnosis,CAD)是指通过影像学、医学图像处理技术以及其他可能的生理、生化手段,结合计算机的分析计算,辅助发现病灶,并提出诊断,提高病灶的发现率和诊断的准确率。

目前,医学成像设备的一次检查可以获取大量数据,一名患者的肺部CT影像可多达几百张,医生的阅片负担越来越重,不可避免地出现以下问题:

1. 由于人体的肺部组织器官结构复杂,肺结节的形态各异,大小不一,给医生通过肉眼快速识别肺结节并判断其良恶性增加了巨大的困难。

2. CT影像数据量非常大,使用肉眼阅片对于医生而言是一项非常艰巨的任务,放射科医师在长时间工作的情况下很容易出现分心、视觉疲劳等问题,从而导致漏诊误诊的工作失误。

3. 肉眼阅片具有一定程度的主观性且不稳定性,对于同一张CT影像,同一位放射性医师在不同时间可能会给出不同的结论。

4. 肺部CT影像是灰度图像,由于人类肉眼对灰度不敏感,故易出现医师的主观诊断失误。

为了解决上述问题,计算机辅助检测系统(computer aided detection,CADe)和计算机辅助诊断系统(computer aided diagnosis,CADx)应运而生,并且得到了飞速发展。CADe的主要用途是基于医学影像检测病灶区域,CADx的功能是对病灶区域进行良恶性分类诊断。CADe和CADx借助计算机辅助医生进行智能诊断的系统,融合了图像处理与分析技术、理工学的研究成果、医生的专业知识、数据挖掘等技术构建自动智能诊断系统。近些年随着人工智能的兴起,越来越多的研究者将机器学习算法应用到 CADe 和 CADx 系统中，推动了技术的发展。简言之，CADe 和 CADx 通过挖掘现有数据中的隐性规律，分析其特点，从而构建一种自动化诊断模型，有助于提高医生诊断的精确性、敏感性以及特异性，提高医生工作的效率，减轻医生的负担，但不能完全取代医生，只能作为医生诊断的"第三只眼睛"。

一般而言，研究流程均可分为图像预处理、提取图像特征、目标区域检测、病灶良恶性分类等四个步骤。图像预处理的主要目标是将感兴趣区域从医学影像中分割出来；提取图像特征的主要目标是针对预处理图像进行特征量化处理，主要是提取病灶的大小、形状以及纹理特征；目标区域检测的主要目标是根据提取的图像特征从预处理图像中识别检测到病灶的具体位置；病灶良恶性分类的主要目标是对检测到的病灶区域进行特征提取，然后使用机器学习算法对病灶进行良恶性分类诊断。

二、在肺结节诊断中的临床应用

肺癌是人类癌症的主要死因之一，其导致的死亡人数约占癌症死亡人数的 27%。肺结节作为肺癌早期表征之一，正确的诊断结果能够有效提高早期肺癌患者的生存率。临床上针对肺结节的诊断主要以病理穿刺活检、支气管镜检查以及影像学检查为主，其中影像学检查最为常用，尤以 CT 应用最为普遍，也是临床上研究的重点和热点。根据肺结节的影像学特征，按照实性成分含量可将肺结节分为两种类型，分别为实性结节和磨玻璃结节。磨玻璃结节的影像学良恶性诊断一直是临床难题之一。

1. 传统的 CAD 方法　常见步骤分为肺部分割、结节检测、结节分割和结节分类。精确的肺部区域分割有助于准确地提取胸部 CT 图像中的结节，进而提高诊断的准确性。肺结节的精确分割对辅助放射科医师做出决策至关重要。分类是计算机辅助诊断的核心之一，相关特征的提取和高性能的分类器有助于提高准确率并减少假阳性率。

一些传统的计算机算法，如：密度直方图、列线图（nomogram）、微分几何、加权规则、逻辑回归分析、容量分析、Cox 比例风险和逻辑回归（Cox proportional hazards and logistic regression）、泊松回归等，在提高 GGN 诊断准确率、减少漏诊、提高工作效率等方面起到了极大的促进作用，可用于辅助放射科医师判断和鉴定 GGN 的良恶性。

2. 基于影像组学的辅助诊断方法　影像组学来源于 CAD，工作流程分为图像采集、图像分割、特征提取及筛选、数据分析四部分，可从医学图像中自动化定量评估图像特征。在影像组学图像采集中,CT是最广泛使用的成像模式,可用来评估 GGN 的影像学征象和形态学特征。近年来,MRI、PET/CT、DWI 等影像学手段逐渐被引入,用于评估病灶或肿瘤的结构信息、组织密度、代谢信息和结构信息,使影像组学发展成为融合影像、基因、临床等信息的辅助诊断、分析和预测的方法。影像组学图像分割方法逐渐从人工分割,过渡到半自动分割及全自动分割。其中半自动分割是目前主要的分割方法,但人工分割仍被认为是"金标准"。全自动分割方法目前虽尚无规范化统一准则,但已初见成效,可排除人为因素,工作效率高,适合大数据时代精准医学影像数据处理,将成为 GGN 影像组学图像分割未来的发展方向之一。

在影像组学特征提取及筛选过程中,提取的特征数据主要包含:大小、体积、最大直径、表面体积比、球形度、偏心度等形状特征,平均数、最大值、最小值、标准差、峰度、偏度等直方图特征,灰度共生矩阵纹、分形维数、行程统计等纹理特征。随着计算机运行速度、处理能力、存储容量的提升,以及并行计算技术和深度学习服务器的运用,在影像组学研究中提取的特征数量,逐渐从几十向几百及更高数量级发展,更多数量的结节特征,具有更好的重复性,可有效解决肿瘤异质性难以定量评估的问题,对 GGN 的良恶性鉴别诊断具有重要的临床价值。在数据分析方面,影像组学所采用的方法逐渐从逻辑回归、LASSO 回归、主成分分析(principal component analysis,PCA)等传统的数据统计分类器,逐渐向随机森林、支持向量机、人工神经网络等更复杂的机器学习模型发展。见图 3-44、图 3-45。

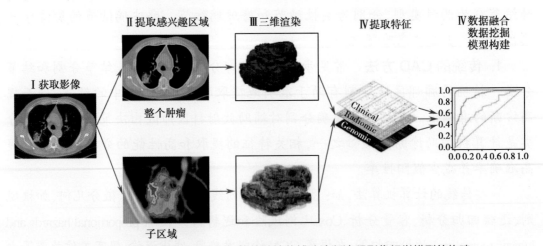

图 3-44　基于影像数据和人工智能的肺结节辅助诊断流程影像组学模型的构建

患者检查需要将来自不同来源的信息组合成一个连贯的模型,以描述病变的位置以及病情。影像组学开始于获取高质量影像。从这些影像中,可以识别包含整个肿瘤或肿瘤内子区域的感兴趣区域,并对其进行三维重建和渲染。然后从三维模型中提取定量特征以生成报告,并可将该报告与其他数据(例如临床和基因组数据)一起放置在数据库中。通过挖掘这些数据来开发感兴趣结果的诊断、预测或预后模型

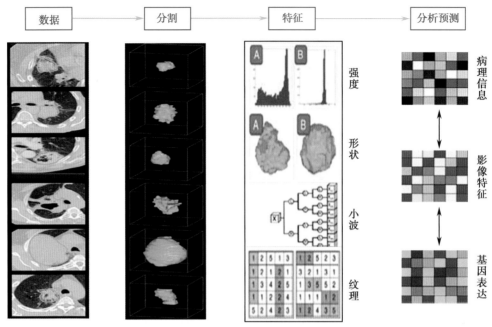

图 3-45 影像组学分析流程

影像组学分析流程通常包括数据入组、病灶分割、特征提取和分析预测。同时,影像组学通过融合基因和病理信息等信息,可量化肺肿瘤微环境,早期定量分析肿瘤基因异质性

由此可见,多源信息融合、全自动感兴趣区域分割、更高数量级的特征提取、复杂机器学习分类器的运用,已成为 GGN 良恶性鉴别诊断影像组学的未来发展趋势。

3. 基于深度学习的辅助诊断方法 卷积神经网络是一类受生物学启发的、可利用监督学习和无监督学习相结合来学习多种特征的多层前反馈结构。深度卷积神经网络在图像处理方面取得了巨大成功,并被引入医学图像领域。常见的深度学习模型包括卷积神经网络(convolutional neural network,CNN)、自编码(auto-encoder,AE)、深度信念网络(deep belief network,DBN)等,最常用的是卷积神经网络(CNN),是一种特别适用于解决图像分类问题的监督学习算法。

在肺结节检测方面,深度卷积神经网络可以利用训练数据集自动选择最优图像特征,从而获得更多的肺结节特征、更高的准确率及更好的鲁棒性(图 3-46)。现已有许多研究将 CNN 深度卷积神经网络应用于肺结节计算机辅助检测。Li 等提出了利用深度卷积神经网络进行肺结节检测的方法。Setio 等提出了一种多视图 2D-CNN 方法来降低肺结节检测的假阳性率。多视图体系结构允许 2D-CNN 涉及空间信息,但无法包含足够的三维空间信息,特别是不规则形状的结节,影响了检测效果。Jin 等构建了一个深度三维残差卷积神经网络来降低候选结节的假阳性,该方法实现了较高的检测性能。

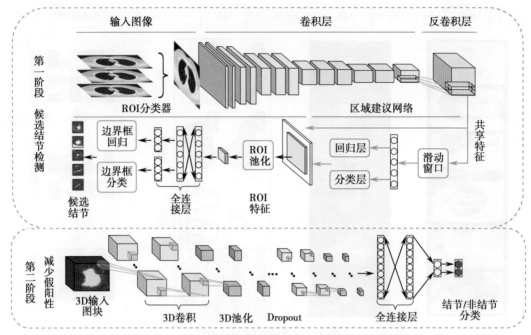

图3-46　基于深度卷积神经网络的CT图像肺结节检测

在肺结节辅助诊断方面,通常由三个主要步骤组成:特征提取、特征选择和分类。这三个步骤需要分开处理,然后集成到一起以实现计算机辅助诊断的整体性能。而随着深度学习的发展,其基本框架及性能已经被改变。基于深度学习的系统使用一系列结节图像,训练一个深度神经网络,这个网络可以通过提取结节的有关特征,进而有效地识别某个输入的结节图像并按照设置对结节进行分类。本质上,深度学习辅助诊断的过程就是训练有效的分类器。深度学习方法可以将图像与特定滤波器(HOG或LBP)进行卷积以增强形状和边缘等信息强度,如将LBP和HOG等纹理特征与CNN相结合,特征融合后的CNN模型与传统的CNN模型相比,在鉴别良恶性肺结节方面表现良好。

特征选择是大多数现有CADx系统的基本模块。由于特征之间存在相关性,使得特征选择耗时且复杂。Sun等认为,在肺结节诊断方面,深度学习算法自动提取特征的能力可以与传统CADx手工选择的特征相媲美,并且优化后的深度学习算法比传统CAD准确性更高。

分类常用于精确地检测与诊断肺结节。Shen等提出了一种多次裁剪卷积神经网络(multiscale convolutional neural networks,MCCNN),通过多次裁剪池化策略自动提取结节的重要信息,可以实现结节分类,还可提取结节特征(如细微差异和边缘)和结节直径。

基于深度学习的计算机辅助诊断系统与传统的计算机辅助诊断系统相比显示出诸多优势。由于传统的 CADx 系统对微小变化非常敏感，使得 CADx 系统的有效性和可重复性成为一个有争议的话题。特别是在大数据和网络时代，大量的可访问数据使数据集变化显著，深度学习算法具有处理大规模数据集的能力，有助于在不断变化的情况下保持稳定性。已有文献将基于深度学习的计算机辅助诊断系统与传统的计算机辅助诊断系统进行比较，得出前者性能更优的结论。Ciompi 等证实了所提出的深度学习系统在肺结节分类方面超越了传统机器学习方法的性能。

三、未来发展趋势

在对肺部磨玻璃结节良恶性智能辅助诊断方面，一些影像学征象和智能辅诊方法较常采用，如：用 CT、MRI、PET/CT、PET/MRI、DKI 等影像学手段探究 GGN 影像学征象与良恶性诊断的相关性，密度直方图、列线图、逻辑回归分析等传统计算机算法。深度学习、影像组学、诊断模型、辅助系统等新兴智能辅诊方法也越来越多地引入，并在一定程度上提升了肺部 CAD 系统的性能，且有效提高了磨玻璃结节良恶性鉴别诊断的准确度和鲁棒性。

但是，深度学习在计算机辅助检测与诊断系统的应用中也遇到了诸多问题。首先，训练数据集的大小与标记问题，深度学习往往需要大的标记数据集才能获得良好的训练结果，而目前最大的公开可用肺结节数据集为 LIDC-IDRI 数据库（lung image database consortium，image database resource initiative），但与 ImageNet 数据集的大小相比，LIDC-IDRI 数据集要小得多，并且标记数据往往获得困难，使得训练过程变得艰难。其次，深度算法的最佳输入大小及深度尚未可知。这些需考虑可用数据集的大小、算法、计算效率和 CNN 的限制（CNN 中的池化和卷积迭代将改变图像的大小）。另一方面，随着人工智能在计算机辅助检测与诊断系统应用的不断加深，一系列的法律问题随之而来，例如 AI 诊断的主体在法律上是人还是物、其出现医疗过失的判断依据等问题，而诸如此类问题尚未有确切的相关法律政策。

因此，在后续发展中，GGN 的辅诊技术除了算法上的更新外，更应基于全国性多中心 GGN 数据的收集、训练以及识别诊断，以期进一步提升肺结节自动识别诊断的准确度和特异性，更早地应用于临床，并同时解决好相应的法律法规问题，使得人工智能辅助诊断技术更好地为临床服务。

第四节 肺穿刺活检技术

组织病理学诊断是诊断肺癌的"金标准"。肺活检组织可通过穿刺获得和手术获得。肺穿刺活检术是检查气管、支气管和肺部疾病的一项诊断技术。其主要方法包括：纤维支气管镜活检术（transbronchial lung biopsy, TBLB）、经胸壁肺穿刺活检术（transthoracic needle biopsy, TTNB）等。其他方法有：虚拟导航气管镜引导的肺穿刺活检术、电磁导航气管镜引导的肺穿刺活检术、经支气管镜针吸引活检术（transbronchial needle aspiration, TBNA）、经支气管超声引导针吸活检术等。

一、纤维支气管镜活检术

TBLB是在纤维支气管镜引导下，经将穿刺针经气管、支气管穿刺到病变部位，取出肺组织的方法。因纤维支气管镜具有镜身细、灵活弯曲、视野范围广及操作方便的特点，可直接观察肺部、气管、第三、四级支气管病变，发现支气管、肺深部其他检查手段难以发现的病变，并且能够直接吸痰、取样活检、细菌学及细胞学检查。对较大病灶、病灶位于大支气管周围，尤其是压迫或侵犯支气管的病灶，TBLB穿刺成功率、诊断敏感度、特异度高，但对于周围性及肺外病灶，TBLB只能依靠操作者的经验盲穿活检，其成功率大大降低。超声引导的TBLB扩大了支气管镜肺穿刺活检的适应证。

二、经胸壁肺穿刺活检术

TTNB是在X线透视、CT引导下，将穿刺针经皮肤直接穿刺至病灶部位，取出肺组织的方法。临床上以CT引导最常用，穿刺前完成胸部增强CT检查，充分评估病灶位置、周围血管结构等信息。术中可根据病变位置选择仰卧位、侧卧位或俯卧位等不同体位，并能精确地确定进针点、角度和深度。TTNB对周围型肺占位病变的穿刺成功率、诊断敏感度、特异度高。TTNB细针抽吸技术成功率可达94.1%，诊断准确率达88.8%，对于≤8mm，尤其是大于6mm的肺结节，CT引导下活检的诊断敏感度87.1%、特异度100%、准确率90.4%，但反复多次的TTNB明显增加出血、气胸、感染等并发症的发生，严重者甚至导致患者死亡。

三、禁忌证与并发症

(一) 禁忌证

①严重出血倾向；②合并严重肺心病、肺动脉高压、心功能不全、心律失常、低氧血症和高碳酸血症、恶病质；③病变附近有严重肺气肿、肺大疱；④活动性的肺结核；⑤血管病变如血管瘤、肺动静脉瘘；⑥不能合作或剧烈咳嗽。

(二) 并发症及其处理

TBLB和TTNB并发症的发生与年龄、肺气肿、横切肺长度和病变深度以及操作者的穿刺经验等因素有关，主要包括气胸、出血、感染、空气栓塞等，大部分并发症均不需要特别处理。

1. **气胸** 气胸是最常见并发症，发生率9%~54%，平均发生率为20%左右，TBLB和TTNB均可并发气胸，TTNB气胸的发生率高于TBLB。合并慢性肺阻塞性疾病(chronic obstructive pulmonary disease, COPD)、病灶直径、进针深度、穿刺针停留时间、穿刺次数均可增加气胸的发生率。进针次数小于等于3次者，不增加气胸发生率，但大于4次以上显著增加气胸发生率。病灶与胸壁距离越大气胸的发生率越高，小于2cm者气胸发生率为25.5%，大于2cm者气胸发生率超过30.5%。穿刺针在胸腔内的停留时间增加也能增加气胸的发生率，穿刺针在胸腔停留时间小于10min者，气胸发生率仅为9.6%，10~20min者气胸发生率增加至19.6%，>20min气胸发生率超过50.0%。病灶直径越小，气胸的发生率越高，小于2cm者气胸发生率为29.2%，2~4cm者气胸发生率为15.4%，大于4cm者气胸发生率为11.1%。另外，纵隔肿块的肺穿刺活检并发气胸的危险明显高于非纵隔肿块。因此，对于病灶离胸壁远，合并有COPD、病灶直径小的患者，应当减少穿刺针在胸腔内的停留时间，这样能够明显降低气胸的发生率。

术前严格选择病例，术前完善胸部CT、特别是胸部增强CT，辨明肺内情况，如有无瘢痕、肺大疱、肿块空间三维位置，可有效减少气胸的发生。术中操作时应尽量缩短活检针在胸腔内停留的时间，并帮助患者进行呼气屏气练习，以防患者的呼吸运动和不自主的咳嗽将小的穿刺口撕裂导致血气胸的发生。对于肺萎陷在20%以下，不伴有呼吸困难者，可单纯卧床休息，吸入高浓度氧，可增加气体吸收的速度。如肺萎陷大于20%或患者伴有明显的呼吸困难，需及时胸穿抽气或引流；可选用套管针进行小导管闭式引流，大部分患者在一般治疗的基础上经1~2次抽气后即肺复张痊愈，仅7%的气胸患者需要放置胸腔闭式引流管。

2. **出血** 出血肺是穿刺活检常见的并发症，也是最危险的并发症，发生率可达69%以上,咯血发生率8.5%~36.4%,主要表现为痰中带血或少量咯血,大咯血较少见,出血的严重程度与出血部位、出血速度和出血量相关,可分为单纯针道出血、渗血、血胸、小咯血、大咯血,少量出血、小咯血危害不大、对症处理可缓解,大咯血病情急、危害大,可导致患者窒息、甚至死亡。出血的影响因素:术前使用抗凝药(如阿司匹林)、病变大小、实质内血管侵犯、病变深度、病灶距胸膜的距离、病变位置、穿刺路径、穿刺针型号等。纵隔肿块的肺穿刺活检可增加出血风险,穿刺者的经验也是影响肺穿刺出血量多少的重要因素。

建议肺穿刺患者术前常规使用止血药,预防术中出血发生。穿刺过程中出现的渗血、患者无咯血者,可继续穿刺治疗,术后注意观察患者再出血情况,必要时可增加1~2次止血药物。术中出现咯血,若痰中带血或咯血量较小,不影响穿刺者,可待咳嗽症状缓解后继续穿刺;若术中出现大咯血,应立即停止操作,并加用垂体后叶素,做好基础生命支持和监测,注意观察病情变化,必要时需行气管插管、开胸止血等抢救措施。术后急性少量出血予垂体后叶素治疗,在1~2天内即可止血;急性大量出血可危及患者生命,需紧急气管插管、呼吸机等高级生命支持。对于迟发型出血患者,需注意观察呼吸、咳嗽、生命体征改变,必要时予口服或肌注安定,避免大咯血发生。

3. 感染　肺部感染多发生合并感染性疾病、基础条件差的患者,发生率仅为3.36%,往往合并有气胸、咯血、血气胸等常见并发症;其危险因素包括:病灶直径(≤2cm)、进针深度(>3cm)、穿刺针数(≥3针)、操作者经验不足、合并慢性阻塞性肺部疾病、年龄等。肺穿刺术后不推荐常规使用抗生素,但对于有感染风险患者,注意观察患者生命体征、血象变化,必要时使用抗生素抗感染治疗。

4. 空气栓塞　穿刺术后合并空气栓塞病例极为罕见,发生率仅0.02%~0.07%,但具有潜在的致命性。肺穿时,气体可通过穿刺针孔、肺腔或其他途径进入肺静脉,经左心房-左心室进入动脉系统。主要表现为神经系统功能一过性或永久性障碍、心律失常、血压下降、急性冠状动脉综合征、心脏骤停、休克等。

严格掌握肺穿刺活检的适应证和禁忌证是预防并发症发生的根本。操作时,避免患者发生剧烈咳嗽,若患者难以忍受时应首先拔出穿刺针,嘱其轻咳为宜;术中尽量选择最短穿刺路径,避免穿刺针通过空腔、空洞病灶、大泡性肺气肿区域或者较大肺血管,若出现切割组织及拔出穿刺针时嘱患者屏气,避免其做 valsalva 动作；拔出针芯更换活检针时，避免针腔与外界气体直接沟通；对于特殊患者，如正压通气患者，须在患者生命体征平稳、意识清除的状态下进行穿刺。

四、新技术及其应用

随着计算机辅助系统、影像技术进展，出现了虚拟电磁导航气管镜引导的肺穿刺活检术、TBNA、经支气管超声引导针吸活检术等。

虚拟导航气管镜引导的肺穿刺活检术能将支气管镜送到第 5~8 级支气管，并进行活检，使活检更精准、直观。电磁导航气管镜引导的肺穿刺活检术通过融合物理学、信息学、放射学技术和气管镜技术，使传统气管镜无法检测到的周围肺组织病变的检测成为现实。TBNA 是一种适用于检测纵隔与肺门淋巴结病变的理想手段，对于常规方法取材难度大的部位，如上叶尖后段及下叶背段等，TBNA 可穿透气管壁对管腔增生或外压性狭窄但镜下黏膜表现正常的管腔外病变进行取材并病理检查。超声支气管镜联合 TBNA，即经支气管超声引导针吸活检术更能直观的观察病变部位，辨别气道壁、周围组织以及纵隔的结构，并引导气管镜透壁进行针吸活检，获取活检组织。

第五节　肺结节随访

中国 2009 年启动了农村肺癌早期筛查项目，在项目开展的高危人群中使用低剂量 CT（LDCT）筛查，显著提高了项目实行地早期肺癌的检出率，并据此制定了我国肺癌筛查专家共识。在 2011 年美国国家肺癌筛查试验（national lung screening trial，NLST）中，低剂量 CT 组可显著降低肺癌 20% 的死亡率，但随访中高达 96.4% 的肺结节为良性。在我国的肺癌筛查中，也存在假阳性率高的问题，这也是肺癌 LDCT 筛查中存在的现实问题，过高的假阳性率导致了过度检查、过度治疗、受检者的焦虑心理以及医疗资源的浪费。为了避免过度检查、治疗，制订科学有效的随访策略，在肺结节随访中显得尤为重要。因此本书参考《肺结节诊治中国专家共识（2018 年版）》，结合国际主流肺结节指南，探讨合理的肺结节随访策略。

一、孤立性亚实性肺结节的临床管理流程

(一) 孤立性纯磨玻璃结节随访策略

1. pGGN 直径 ≤ 5mm 者,建议在 6 个月随访胸部 CT,随后行胸部 CT 年度随访。

2. pGGN 直径 5~10mm 者,建议在 3 个月随访胸部 CT,随后行胸部 CT 年度随访。

3. 直径 >10mm,需非手术活检和 / 或手术切除。

需注意的是,pGGN 的 CT 随访应对结节处采用薄层平扫技术;如果结节增大(尤其是直径 >10mm)或出现实性成分增加,通常预示为恶性转化,需进行非手术活检和 / 或考虑切除。

(二) 孤立性部分实性结节随访策略

对于 mGGN,除评估 mGGN 病灶大小外,其内部实性成分的比例更加重要。CT 扫描图像中实性成分越多,提示侵袭性越强。与 pGGN 以 5mm 为界进行分类观察不同,mGGN 是以 8mm 为界进行分类观察。

1. 直径 ≤ 8mm 者,建议在 3、6、12 和 24 个月进行 CT 随访,无变化者随后转为常规年度随访。

2. 直径 >8mm 者,建议在 3 个月重复胸部 CT 检查,适当考虑经验性抗菌治疗。若结节持续存在,随后建议使用 PET/CT、非手术活检和 / 或手术切除进一步评估。随访中需要注意的是,对于混杂性结节的 CT 随访检查应对结节处采用病灶薄层平扫技术,如果混杂性结节增大或实性成分增多,通常提示为恶性,需考虑切除,而不是非手术活检。

PET/CT 不应该被用来描述实性成分 ≤ 8mm 的混杂性病灶。直径 >15m 者可直接考虑进一步行 PET/CT 评估、非手术活检和 / 或手术切除。大量的证据提示,mGGN 的实性成分越多,发生侵袭和转移的风险越大。对于 6mm 及以上实性成分的 mGGN,应考虑 3~6 个月行 CT 扫描随访来评估结节。对于具有特别可疑形态(即分叶或囊性成分)、连续生长或实性成分 >8mm 的 mGGN,建议采用 PET/CT、活检或切除术。

二、孤立性实性肺结节随访策略

对于分为 ≤ 8mm、8~30mm 的孤立性实性肺结节推荐按照不同的评估处理策略进行。CT 检测实性结节 ≤ 8mm 时,建议使用低剂量 CT 平扫技术。

(一) ≤ 8mm 的肺结节

1. 单个实性结节直径≤ 8mm 且无肺癌危险因素者：

(1)结节直径≤ 4mm 者不需要进行随访,但应告知患者不随访的潜在好处和危害;

(2)结节直径 4~6mm 者应在 12 个月重新评估,如无变化,其后转为常规年度随访;

(3)结节直径 6~8mm 者应在 6~12 个月之间随访,如未发生变化,则在 18~24 个月之间再次随访,其后转为常规年度检查。

2. 存在一项或更多肺癌危险因素的直径≤ 8m 的单个实性结节者：

(1)结节直径≤ 4mm 者应在 12 个月重新评估,如果没有变化则转为常规年度检查;

(2)结节直径为 4~6mm 者应在 6~12 个月之间随访,如果没有变化,则在 18~24 个月之间再次随访,其后转为常规年度随访;

(3)结节直径为 6~8mm 者应在最初的 3~6 个月之间随访,随后在 9~12 个月随访,如果没有变化,在 24 个月内再次随访,其后转为常规年度检查。

(二) 8~30mm 的肺结节

1. 单个不明原因结节直径 >8mm 者,建议临床医生通过定性地使用临床判断和 / 或定量地使用验证模型评估恶性肿瘤的预测概率。

2. 单个不明原因结节直径 >8mm,且恶性肿瘤的预测概率为低、中度(5%~65%)者,建议行功能成像,有条件者可考虑 PET/CT,以便更好地描述结节的特征。

3. 单个不明原因结节直径 >8mm,且恶性肿瘤的预测概率为高度(>65%)者,视情况决定是否使用功能成像,对于高度怀疑肿瘤者可考虑直接行 PET/CT,因其可同时进行手术前的预分期。

4. 单个不明原因结节直径 >8mm 者,建议讨论无法取得病理诊断的替代性管理策略的风险和益处,并根据患者对管理的意愿而决定。

5. 单个不明原因结节直径 >8mm 者,建议在下列情况下采用定期 CT 扫描随访：

(1)当临床恶性概率很低时(<5%);

(2)当临床恶性概率低(<30%~40%)且功能成像检测结果阴性(PET/CT 显示病变代谢率不高,或动态增强 CT 扫描显示增强≤ 15HU);

(3)当穿刺活检未确诊,或 PET/CT 显示病灶代谢率不高时;

(4)当充分告知患者后,患者倾向选择非侵袭性方法时。需注意的是:随访直径 >8mm 的实性结节应使用低剂量 CT 平扫技术。

6. 单个不明原因结节直径 >8mm 者,建议在 3~6 个月、9~12 个月及 18~24 个月进行薄层、低剂量 CT 扫描。需注意的是:

(1)定期 CT 扫描结果应与以前所有的扫描结果对比,尤其是最初的 CT 扫描;

(2)如果有条件,可行手动和 / 或计算机辅助测量面积、体积和 / 或密度,以便早期发现病灶的生长。

7. 单个不明原因结节直径 >8mm 者,在定期的影像学随访中有明确倾向的恶性肿瘤增长证据时,若无特别禁忌,建议考虑非手术活检和 / 或手术切除。

8. 单个不明原因结节直径 >8mm 者,建议在伴有下列情况时采取非手术活检:

(1)临床预测概率与影像学检查结果不一致;

(2)恶性肿瘤的概率为低、中度;

(3)疑诊为可行特定治疗的良性疾病;

(4)患者在被充分告知后,仍希望在手术前证明是恶性肿瘤,尤其是当手术并发症风险高时。

需注意的是,选择非手术活检应基于:①结节大小、位置和相关气道的关系;②患者发生并发症的风险;③可行的技术及术者的熟练程度。

9. 单个不明原因结节直径 >8mm 者,建议在下列情况下行手术诊断:

(1)临床恶性肿瘤概率高(>65%);

(2)PET/CT 显示结节高代谢或增强 CT 扫描为明显阳性时;

(3)非手术活检为可疑恶性肿瘤;

(4)患者在被充分告知后,愿意接受一种明确诊断的方法。

10. 单个不明原因结节直径 >8mm 者,选择外科诊断时,建议考虑胸腔镜诊断性亚肺叶切除术。需注意的是,对深部和难以准确定位的小结节,可考虑应用先进的定位技术或开胸手术。

三、多发肺结节随访策略

1. 评估中发现有 1 个占主导地位的结节和 / 或多个小结节者,建议单独评估每个结节(表 3-1)。

表 3-1　肺结节的评估

评估标准	恶性肿瘤的概率		
	低(<5%)	中等(5%~65%)	高(>65%)
临床特征 [a]	年轻、不吸烟、无恶性肿瘤史、结节小、边缘规则和 / 或非上叶	低概率和高概率特征的混合	年长、重度吸烟、有恶性肿瘤史、大结节、边缘不规则,和 / 或位于上叶
FDG-PET 扫描结果	低至中度临床概率和 FDG-PET 活性	弱或中度的 FDG-PET 扫描活性	SUV 值增高结节
非手术活检(气管镜检或 TTNA)	明确良性病变	不能明确	可疑恶性肿瘤
CT 随访 [b]	完全或者趋向消散,结节进行性或持续缩小 [b],或 ≥ 2 年无增长(实性结节),或 ≥ 3~5 年无增长(亚实性结节)	不适用	明确的增长证据

FDG:氟脱氧葡萄糖;TTNA:经胸壁肺肿瘤物穿刺针活检术;PET:正电子计算机断层显像;SUV:标准摄取值。

[a] 恶性肿瘤的独立危险因素包括:高龄,现在或曾经吸烟,发现肺结节 5 年前有胸外肿瘤史,结节直径较大,毛刺状边缘和位于上叶;老年,现在或层吸烟,戒烟时间短,结节直径较大,血清癌胚抗原水平高,无钙化,毛刺征和支气管征。光滑或分叶状边缘,形状不规则和实性成分综合评价的阴性预测值为 86%;[b] 约 20% 肿瘤在随访期内的某些时间点体积会缩小。

2. 除非有组织病理学证实转移,否则不可否定根治性治疗。

3. 对于多发性 pGGN,至少 1 个病变直径 >5mm,但 <10mm,又没有特别突出的病灶,推荐首次检查后 3 个月再行 CT 随访;如无变化,其后至少 3 年内每年 1 次 CT 随访,其后也应长期随访,但间隔期可以适当放宽。如果发现病灶变化,应调整随访周期;如果结节增多、增大、增浓,应缩短随访周期,或通过评估病灶部位、大小和肺功能情况,选择性局部切除变化明显的病灶;如果结节减少、变淡或吸收则延长随访周期或终止随访。(图 3-47)

4. 尽管 PET/CT 较难鉴别直径 ≤ 8mm 的结节性质,但是 PET/CT 扫描仍有助于诊断转移性肺癌,指导进一步评估。

5. 对有 1 个以上肺结节的肺癌患者进行分类和采取最佳治疗存在困难时,建议多学科讨论。

6. 可考虑新技术,如 EBUS、VBN 和 ENB,可在一次检查操作中对多个较小的周边病灶进行活检和组织病理学评估。

7. 一般认为 >10 个弥漫性结节,很可能伴有症状,可由胸外恶性肿瘤转移或活动性感染导致,原发性肺癌的可能性相对较小。但单一主要结节伴有一个或多个小结节的现象越来越普遍,需要进行仔细鉴别诊断。

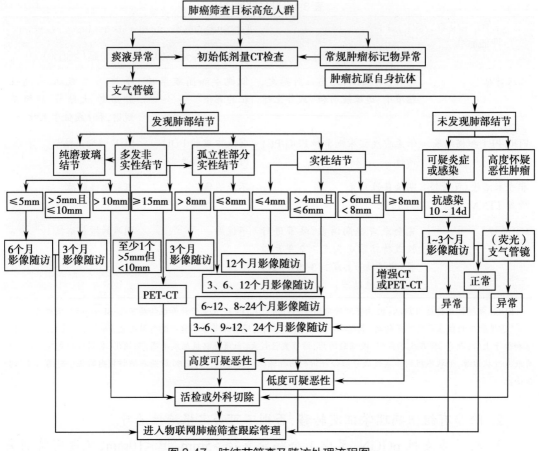

图 3-47 肺结节筛查及随访处理流程图

参考文献

1. Goo JM, Park CM, Lee HJ. Ground-glass nodules on chest CT as imaging biomarkers in the management of lung adenocarcinoma. Am J Roentgenol, 2011, 196 (3): 533-543.

2. Kim YK, Lee SH, Seo JH, et al. A comprehensive model of factors affecting adoption of clinical practice guidelines in Korea. J Korean Med Sci, 2010, 25 (11): 1568-1573.

3. 周清华,范亚光,王颖,等. 中国肺部结节分类、诊断与治疗指南 (2016 年版). 中国肺癌杂志,2016, 19 (12): 793-798.

4. 杨越清,高杰,金梅,等. 纯磨玻璃密度肺腺癌内异常空气支气管征预测病理亚型的价值. 中华放射学杂志, 2017, 51 (7): 489-492.

5. Kim H S, Lee K S, Ohno Y, et al. PET/CT versus MRI for diagnosis, staging, and follow-up of lung cancer. J Magn Reson Imaging, 2015, 42 (2): 247-260.

6. Sawicki L M, Grueneisen J, Buchbender C, et al. Evaluation of the Outcome of Lung Nodules Missed on 18F-FDG PET/MRI Compared with ^{18}F-FDG PET/CT in Patients with Known Malignancies. J Nucl

Med, 2016, 57 (1): 15-20.

7. Das S K, Yang D J, Wang J L, et al. Non-Gaussian diffusion imaging for malignant and benign pulmonary nodule differentiation: a preliminary study. Acta Radiol, 2017, 58 (1): 19-26.

8. She Y, Zhao L, Dai C, et al. Preoperative nomogram for identifying invasive pulmonary adenocarcinoma in patients with pure ground-glass nodule: A multi-institutional study. Oncotarget, 2017, 8 (10): 17229-17238.

9. 顾亚峰, 李琼, 范丽, 等. 不同窗宽窗位下肺亚实性结节及其实性成分大小对病理等级的预测价值. 中华放射学杂志, 2017,(7): 484-488.

10. Gomez-Saez N, Hernandez-Aguado I, Vilar J, et al. Lung cancer risk and cancer-specific mortality in subjects undergoing routine imaging test when stratified with and without identified lung nodule on imaging study. Eur Radiol, 2015, 25 (12): 3518-3527.

11. Xue X, Yang Y, Huang Q, et al. Use of a Radiomics Model to Predict Tumor Invasiveness of Pulmonary Adenocarcinomas Appearing as Pulmonary Ground-Glass Nodules. Biomed Res Int, 2018,(2): 1-9.

12. Van Riel S J, Ciompi F, Jacobs C, et al. Malignancy risk estimation of screen-detected nodules at baseline CT: comparison of the PanCan model, Lung-RADS and NCCN guidelines. Eur Radiol, 2017, 27 (10): 4019-4029.

13. 中华医学会呼吸病学分会肺癌学组, 中国肺癌防治联盟专家组. 肺部结节诊治中国专家共识. 中华结核和呼吸杂志, 2015, 38 (4): 249-225

14. Chang YY, Chen CK, Yeh YC, et al. Diagnostic feasibility and safety of CT-guided core biopsy for lung nodules less than or equal to 8 mm: A single-institution experience. Eur Radiol, 2018, 28 (2): 796-806.

第四章

肺结节微创与介入治疗

第一节　概　述

　　肺结节中,存在实性结节和亚实性结节,后者又包含纯磨玻璃结节和部分实性结节,可以单发或多发。一项回顾性研究发现:持续存在的磨玻璃结节有25%为良性,包括局部纤维化、炎症、不典型腺瘤样增生,剩下75%则是侵袭前或侵袭性肺腺癌。亚实性结节占基线结节的19%以上,其中37%~70%的亚实性结节为一过性的,通常因感染或炎症引起,会自行消失或在使用抗生素后消失。而持续存在的亚实性结节比起实性结节有更大的恶变可能。

　　在肺结节进展到早期肺癌的进程中,首先从支气管鳞状上皮化生至非典型增生,肺泡上皮细胞支气管化至非典型增生,从而形成原位癌、早期浸润癌,其发展有一个较漫长的临床前阶段。对于肺结节在随访过程中出现恶变倾向的,可以提前予以消融干预。如能在肺结节阶段终止疾病进程,患者的5年生存率可达70%~80%,这将极大地改善患者预后及肺癌的诊疗现状,而后期一旦进展为肺癌,则死亡率会明显上升。这个建议类似于在肠镜检查中发现了肠息肉,考虑为增生性腺瘤时,通常进行一种微创治疗,内镜黏膜下剥离术(endoscopic submucosal dissection,ESD),而非每年定期肠镜观察该息肉是否恶性变或有无增大。

　　肺结节的早期定性诊断是决定患者治疗方案及预后的关键。迄今为止,CT(包括人工智能、影像组学分析)和定期随访、结合实验室检查、病史等,是早期诊断的重要依据。高度怀疑恶性或患者有重大疑虑导致心理障碍倾向的,可以选择外科手术切除或介入消融微创治疗,明确诊断为恶性的也可以采用立体定向适形放疗等治疗手段。

　　目前为止,外科手术仍然是治疗孤立性肺结节的首选方案,包括肺叶、肺段、楔形切除等方式,相关指南尤其推荐胸腔镜下楔形切除术作为首选。随着介入治疗的不断发展,临床上经病理证实或高度怀疑恶性的肺结节,介入微创治疗已成为当前一种重要的选择,尤其是多发性肺结节、高龄、心肺功能差等原因无法或拒绝外科手术的患者,更是首选治疗方案。

　　目前临床上的介入微创消融方式包括射频、微波、冷冻、激光消融等。而针对肺结节最常用的治疗方式为微波消融术(microwave ablation,MWA),具有损伤小、恢复快、治疗时间短的特点,且其疗效足以与外科手术相媲美,而被广泛应用。新近相关研究报道,肺结节微波消融术成功率、治疗有效率可达100%。

对于恶性肺结节治疗,除了上述的治疗手段,局部治疗方法还包括立体定向放疗(stereotactic body radiation therapy,SBRT),即利用高度精准的放疗技能,将根治性的放射剂量通过外照射方式聚焦到肿瘤部位,达到消灭根治肿瘤的目的,也是近年来放疗领域的研究热点。现在的SBRT能够非常精准地向肿瘤提供大剂量辐射,同时有效避免肿瘤周围正常组织被照射到,在提高治疗疗效的同时,又减少了放射相关的不良反应,让无法手术或拒绝手术的患者又多了一种替代选择。相关临床试验也已证实,经SBRT治疗后的肺癌患者3年局部控制率及生存率已经接近手术治疗效果。美国国立综合癌症中心(NCCN)及欧洲临床肿瘤学会(European Society for Medical Oncology,ESMO)临床指南也已将SBRT作为不可手术的早期NSCLC患者的一线治疗方案。

若患者存在多发肺结节、病理或临床诊断为恶性且已属晚期时,传统的放化疗疗效有限,因此许多新的局部治疗方法相继而生,如放射性^{125}I粒子的植入、经支气管动脉灌注化疗术(bronchial artery infusion,BAI)和经支气管动脉灌注化疗栓塞术(bronchial artery embolization,BAE)等。

总体而言,肺结节的微创与介入治疗方式多样,由于临床上缺乏前瞻性、多中心的随机对照研究,对于具体选择哪种治疗方式,仍存在一定争议。目前临床建议开展多学科讨论,根据患者病情,制订最适宜的个体化治疗方案,让患者获益最大化。根据10余年的肺肿瘤消融经验和对患者的随访结果,肺恶性结节即早期肺癌的消融具有巨大优势,尤其是2cm及以下的非胸膜下的周围性结节,对多发、合并症较多、术后复发等患者,介入微创综合治疗明显优于外科手术。本章将着重阐述肺结节的微创与介入治疗方法。

第二节　介入微创消融术

随着现代物理学、计算机学在医学领域的应用,消融技术已经成为肿瘤治疗不可或缺的重要组成部分。物理消融主要是在医学影像精准引导下通过微创或无创的方式,采用热或冷效应杀灭肿瘤细胞,并尽可能地减少对周围正常组织的损伤,具有创伤小、副作用少、方法多样、可重复性强、疗效显著等优势。目前临床上应用最为广泛的有射频消融、微波消融、激光消融、高强度聚焦超声等热消融技术及氩氦刀等冷消融技术。本节将着重阐述射频消融、微波消融及冷冻消融在肺结节治疗中的临床应用。

一、概述

热消融治疗技术主要包括射频消融和微波消融治疗。肺结节热消融是针对某一个或多个病灶,利用热产生的生物学效应直接导致病灶组织中的细胞发生不可逆损伤或凝固性坏死的一种精准微创治疗技术。射频消融是目前治疗实体瘤应用最广泛的消融技术,其原理是将射频电极穿刺入病灶组织中,利用高频电流($>10kHz$)使活体中组织离子随电流变化的方向振动,从而使电极周围有电流作用的组织离子相互摩擦产生热量,局部温度可达 $60\sim120℃$,当组织被加热至 $60℃$ 以上时,可致肿瘤组织凝固性坏死。2009 年以来,美国 NCCN 指南、中国国家卫生和计划生育委员会医政医管局委托编写的《原发性肺癌诊疗规范》均推荐射频消融用于早期不能耐受手术切除恶性肺结节患者的治疗,且每年治疗肺癌患者的例数都在迅速增加。

微波也是实体肿瘤常用的治疗方法之一,其原理是采用频率为 915MHz、2 450MHz 的高频电磁波作用于组织时,由于组织自身吸收大量的微波能,使得被作用组织内部迅速产生大量的热量,组织因高热而瞬间热凝固坏死。相对于射频消融,微波消融有范围广、温度高、速度快等优点,见表 4-1。

表 4-1　微波消融与射频消融不同特性的对比

	微波消融	射频消融
系统	开放系统	闭合系统
加热原理	微波场 ≥ 900MHz,极性分子旋转摩擦产热	射频电流 300~400kHz 离子摩擦产热
场强分布	较广且均匀	局限于电极附近
瘤内温度	较高,130℃左右	低,100℃左右
加热速度	快	慢
受碳化及血流灌注影响	小	大
消融范围	消融范围大,消融时间短	消融范围小,消融时间长
多针联合使用	互不干扰,并有协同效应	电流互相干扰(双极射频除外)
体外电极	不需要,有心脏起搏器时不受影响	需要,易引起皮肤灼伤,有心脏起搏器时属禁忌

氩-氦冷冻消融是目前较成熟的冷冻消融治疗技术,其主要作用机制为冷冻对靶组织及细胞的物理杀伤、肿瘤细胞破坏、微血管栓塞以及冷冻后的肿瘤组织作为抗原引起的机体免疫反应。其主要原理为通过 Joule-Thomson 效应,高压氩气可使探针尖端的靶组织冷却至约 -140℃,导致靶细胞结冰、细胞膜破裂及细胞内容物释放引起微血管闭塞、组织缺血坏死等;而氦气可使靶组织温度从 -140℃上升至 20~40℃,通过这种温度梯度的变化以及多次冻融循环,可提高消融效果,杀灭肿瘤细胞,达到治疗肿瘤的目的。

二、适应证和禁忌证

1. 适应证　对于高龄、心肺功能差、不能耐受外科手术或者拒绝外科手术,单侧肺病灶数目 ≤ 3 个(或双侧肺 ≤ 5 个)的原发或继发恶性肺结节患者。

2. 禁忌证　肝、肾、心、肺、脑功能严重不全患者;有严重出血倾向或无法纠正的凝血功能障碍、血小板计数 $<50\times10^9$/L;严重肺纤维化;严重感染、高热(>38.5℃);ECOG 评分 >3 或 KPS<80 分;广泛肺外转移,预计生存期小于 3 个月的患者。

三、消融术操作过程

根据患者的状况,可以采用全身麻醉或局部浸润麻醉。对于术中不能配合、肿瘤贴近壁层胸膜可能引起剧痛的患者,为确保手术顺利完成建议全身麻醉。根据患者术前 CT 影像,选择合适的体位(仰卧位、侧卧位、俯卧位等),以患者舒适和稳定为宜,必要时采用束缚带固定。术前患者进行呼吸训练,建议采用平静呼吸状态下屏气。CT 扫描常规采用 3~5mm 层厚,对靶兴趣区可行薄层重建。设定穿刺进针点及路径,先行局部浸润麻醉(图 4-1、图 4-2),选择合适的消融针,在 CT 引导下通过皮肤直接穿刺入靶病灶,根据不同设备所使用的消融参数(温度、功率、时间、循环等)进行消融治疗,冷冻消融推荐行 2 个冷冻循环周期,在消融过程中应用 CT 扫描监测消融针是否脱靶、是否需要调整消融针的深度和角度、是否达到了预定消融范围(病灶外缘 5mm 以上)、是否出现术中并发症(如出血、气胸等)。术后全肺 CT 扫描观察:是否有即刻并发症并初步判断疗效(图 4-3)。

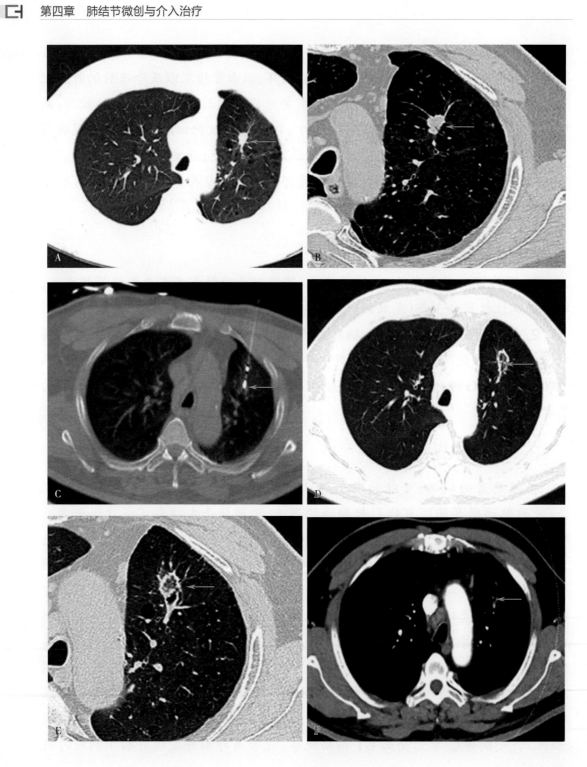

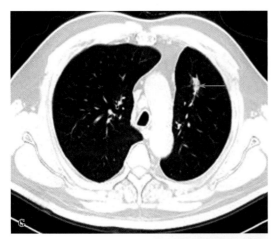

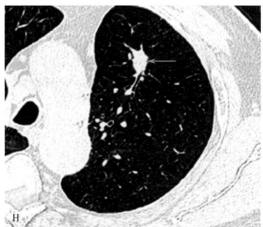

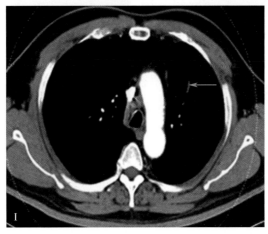

图 4-1　右肺癌术后,左肺上叶复发结节微波消融术

A.左肺上叶见复发结节,病灶周围见毛刺(箭头);B.靶扫描病灶呈分叶状(箭头);C.沿预设路径与角度将消融电极针经皮穿刺进入肺结节内进行微波消融(箭头);D~F.术后 1 个月复查,左肺上叶原消融处(箭头)见条索状密度增高影,增强扫描未见强化,左肺上叶结节达到完全消融;G~I.术后 3 个月复查,左肺上叶见片状密度增高影(箭头),增强扫描未见强化

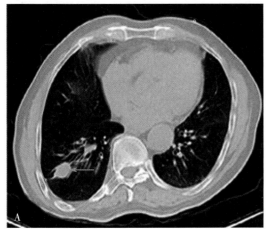

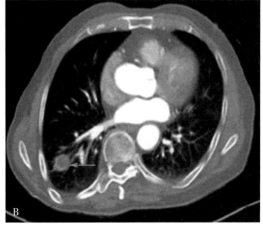

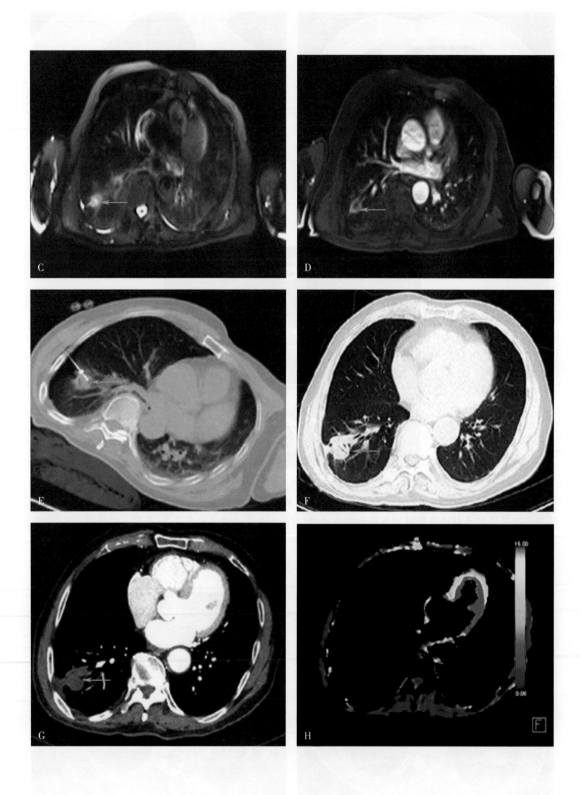

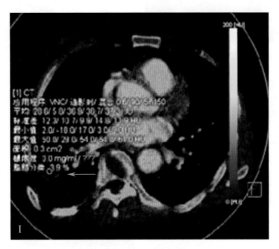

图4-2　右肺下叶腺癌

A. 右肺下叶见结节灶(箭头),病灶周围见毛刺;B. CT 增强扫描病灶环形轻度强化(箭头),病灶中心呈低密度;C. MRI 扫描 T_2WI 示右肺下叶结节中心呈高信号,周边呈中等强度信号(箭头);D. T_1WI 增强扫描病灶周边强化明显(箭头),病灶中心无强化;E. 沿预设路径与角度将消融电极针经皮穿刺进入肺结节内进行微波消融(箭头);F. 术后 1 个月复查,右肺下叶原消融处见条索状、片状密度增高影(箭头);G. 增强扫描原消融区未见强化(箭头);H. 灌注成像示原右肺下叶结节消融区未见血流灌注;I. 术后碘图的相关分析(箭头)

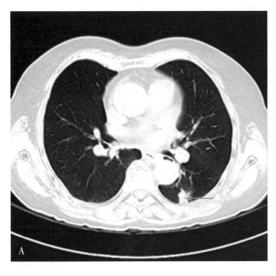

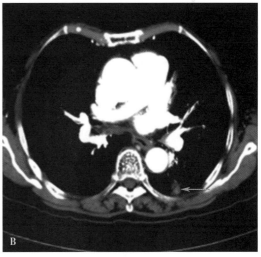

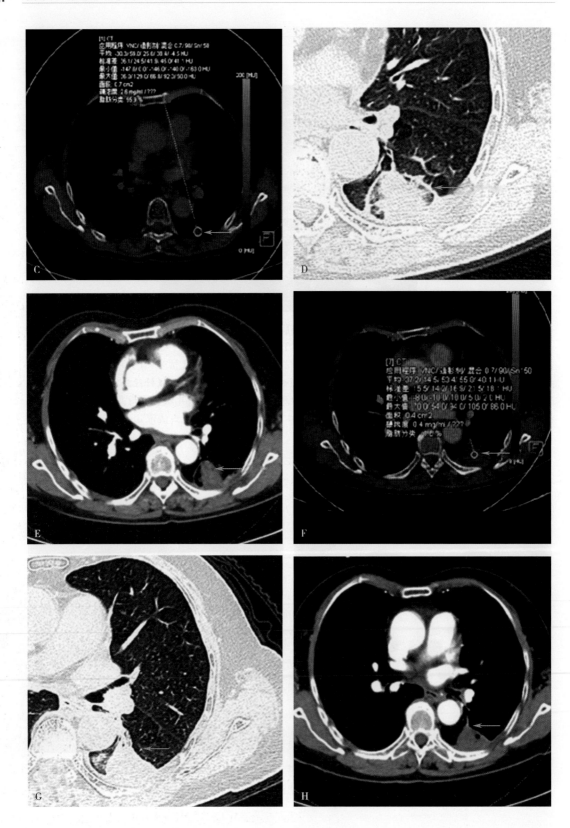

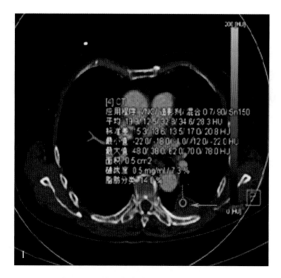

图 4-3 右肺腺癌术后、左肺转移

A、B. 左肺下叶见结节灶,病灶周围见短毛刺,增强扫描病灶强化(箭头);D、E. 微波消融术后 1 个月 CT 复查,左肺下叶见斑片状密度增高影,呈"蛋花样"(箭头);G、H. 术后 3 个月复查,左肺下叶见片状密度增高影,增强扫描原消融区未见强化(箭头);C、F、I. 碘图相关分析,靶病灶碘值未见明显增高,提示治疗有效

四、并发症

对于恶性肺结节经皮消融术的并发症主要是:①气胸,发生率为 10%~67%,大部分气胸容易治疗,需要胸腔闭式引流者占 10% 左右(图 4-4);或者是自限性的,不需要治疗即可自愈。②胸腔积液,消融后经常可以见到少量胸腔积液,发生率为 1%~60%,被认为是机体对热损伤的交感反应,需要穿刺/置管引流的胸腔积液占 1%~7%。③出血,消融中出血的发生率在 3%~8%,出血主要表现为咯血、血胸,少量出血以对症、内科药物治疗为主,如出现大量出血可行介入栓塞治疗及外科干预。④感染,消融手术引起的肺部感染的发生率为 6%~12%,若消融手术后 5 天体温仍然 >38.5℃,首先要考虑继发肺部感染,要根据痰液、血液或脓液培养的结果调整抗生素;如果发生肺部或胸腔脓肿可以置管引流并冲洗。⑤消融后综合征,热消融后综合征是术后常见的并发症,约 2/3 患者会发生,表现为低热及全身不适,是一过性自限性症状,给予退热、补液对症处理即可;冷休克主要因长时间低温冷冻消融后,患者体温降低,继而出现血压下降、心率加快、出汗等表现,临床上比较少见,应及时采用复温措施,提高患者体温,并给予补液、多巴胺药物等升压措施纠正。⑥空洞形成,空洞形成是肺部肿瘤热消融后的常见征象,可以视为术后的自然转归过程,但是也可能成为感染、出血等严重并

发症的根源；大部分空洞没有症状，仅需观察不需处理，如果出现发热、咳嗽、浓痰等症状，应考虑空洞感染、脓肿形成，另外要警惕曲霉感染。⑦其他少见并发症，支气管胸膜瘘、皮肤灼伤或冻伤、急性呼吸窘迫综合征、肋骨骨折、肿瘤针道种植、神经损伤(臂丛、肋间、膈、喉返等神经)、肺栓塞、空气栓塞、心脏压塞等需个别特殊处理。

五、随访和护理要点

1. 随访　术后1个月，复查一次胸部增强CT或者碘图分析。以后每3个月复查胸部增强CT和肿瘤标志物，连续两次，之后半年复查两次，再每年定期随诊，主要观察局部病灶是否完全消融、肺内有无新发病灶、肺外转移以及并发症等。胸部增强CT是目前评价消融效果的标准方法，也可尝试联合碘图分析随访，根据病灶内碘浓度变化评估肿瘤有无复发。有条件的可使用PET/CT，PET/CT/增强CT两者相结合可以更准确地判断消融后的疗效。

2. 护理要点　①术前充分评估患者肺部体征，合并肺部感染、呼吸困难的患者，术前按医嘱及时给予抗感染、止咳、平喘等治疗；②如全麻下手术，指导配合术前术后禁食6小时；③心理护理，减轻患者对治疗的恐惧和焦虑；④术前指导患者行呼吸配合训练；⑤做好术后疼痛、发热、气胸、咯血等并发症预见性护理。

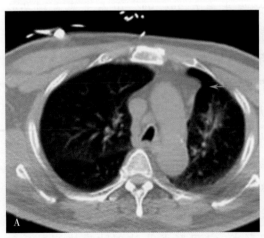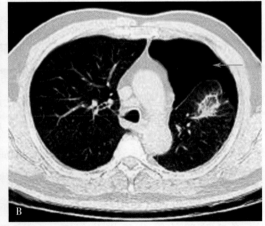

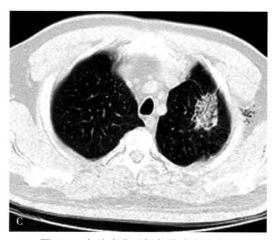

图 4-4 左肺癌术后复发微波消融术后

A. 微波消融术毕即刻 CT 扫描, 左肺上叶见少许气胸(箭头); B. 术后第 2 天复查胸部 CT 见左肺气胸明显
增多(箭头); C. 经胸腔闭式引流术后第 3 天, 左肺气胸基本消失, 原消融区见片状密度增高影

第三节 胸腔镜治疗

一、概述

电视胸腔镜技术(video-assisted thoracoscopic surgery, VATS)是 20 世纪 90 年代初在欧美开始的一项全新的胸外科微创手术技术。在 1991 年首次报告了用电视胸腔镜手术治疗肺大疱和恶性胸水。1992 年报道了第一例 VATS 肺叶切除手术。随后 VATS 胸腺切除术、食管平滑肌瘤摘除术等高难度胸腔镜手术接连付诸实际。1993 年在美国召开了第一届国际 VATS 会议, VATS 手术进入高速发展时期。我国的 VATS 始于 1992 年, 并很快在全国各地普及, 并成功地开展了胸腔镜肺叶切除术、胸腺切除术、动脉导管闭合术等。VATS 经过 20 多年的发展, 目前已广泛应用于多种心胸疾病的治疗中, 几乎涵盖了心胸外科全部的手术范围, 包括肺结节、肺部肿瘤、气胸、纵隔占位、食管肿瘤、胸膜病变、脓胸、心脏疾病以及外伤等诸多心胸外科手术领域, 特别是在肺结节、肺部肿瘤的微创治疗方面的优势更为突出。

胸腔镜治疗肺结节的手术方式相对于传统开胸手术治疗方式优势非常明显, 主要体现在: ①手术创伤小, 普通开胸手术切口大, 胸壁肌肉及软组织损伤严重, 并且可能还需切除部分肋骨才能进行手术, 对患者的创伤大; 而胸腔镜手术一般在胸壁上开 1~3 个 1~3cm 的长小孔即可完成手术, 创伤相对开胸手术非常微小。②术后疼痛轻,普通开胸手术切口对胸壁损伤极大,胸痛可持续数月至数年;胸腔镜手术切口小,损伤小,术后疼痛的程度及疼痛持续时间比开胸明显缩短。③术后并发症相对较少,对老年患者、心肺功能较差的患者更安全。④刀疤小,相对开胸切口美观,大多数患者,特别是女性及年轻人更愿意接受。⑤对患者肺功能以及对免疫功能的影响小,加快患者恢复,缩短住院时间,降低治疗费用。⑥胸腔镜下手术治疗肺结节,特别是肺恶性肿瘤的远期疗效已经被证明不亚于常规开胸手术,甚至比开胸手术更佳。

VATS 的手术设备分为 3 大类:①胸腔镜;②图像采集、显示系统;③胸腔镜专用操作器械(图 4-5)。其中胸腔镜系统最核心的组成部分为胸腔镜,胸腔镜同时兼具照明和摄像功能,实现这个功能需要连接光源和摄像设备,胸腔镜通过镜头把采集到的图像数据,通过显示系统,展示在手术医师的面前,手术医师再通过胸腔镜专用手术器械进行手术操作。对照开胸直视手术,胸腔镜代替了手术医师的眼睛,并且胸腔镜能够通过改变视角从各个方向观察术野中的情况,基本无任何盲点,并且有放大作用,可以让手术医师更加确切地了解术野中的组织结构、血管走行等局部组织情况,提高了手术的精确度及安全性,减少了手术误操作及组织的损伤。

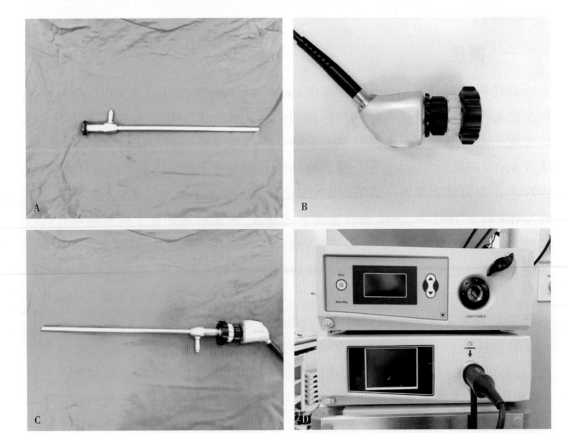

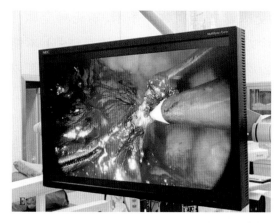
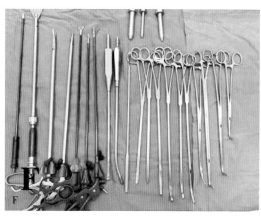

图 4-5 电视胸腔镜相关设备

A. 胸腔镜镜头;B. 胸腔镜摄像头;C. 连接好的胸腔镜;D. 图像采集主机及冷光源机;
E. 显示系统;F. 胸腔镜专用器械

二、适应证和禁忌证

(一) 适应证

1. 常规肺结节的手术适应证

(1)高危因素:中老年人(55~74 岁)、既往恶性肿瘤病史、家族史、长期吸烟史(>30 年,或戒烟年限 <15 年)或特殊职业接触史(石棉)等情况。

(2)影像学上恶性征象:毛刺征、分叶征、胸膜凹陷、部分实性;动态随访观察发现 GGN 增大 2mm、实性成分增加;贴近脏层胸膜的周围型 GGN 可局部切除。

(3)患者对于 GGN 极度焦虑,无法缓解。

2. 利用 VATS 进行肺结节的手术适应证

(1)胸腔镜下肺楔形切除术的手术适应证:除上述常规肺结节的手术适应证外还包括:肺结节位于肺周边,病灶 ≤ 20mm,同时患者年老体弱,肺功能低下,难以耐受肺叶切除,并且要求切缘 >20mm。

(2)胸腔镜下肺叶切除术的手术适应证:除上述常规肺结节的手术适应证外还包括:肺结节局限于一个肺叶内,病灶直径 ≥ 20mm,特别是实性成分大于 50%,恶性可能性较大的肺结节,以及不能保证切缘未被浸润或病理为浸润性腺癌,常用肺叶切除术。

(3)胸腔镜下肺段切除术的手术适应证包括:① $T_1N_0M_0$ 的非小细胞肺癌;②结节位于肺野外周 1/3 或肺段中央,并且直径 ≤ 20mm;③术中肺段及肺叶见(第 12、13 组)淋巴结采样阴性;④结节距离切缘 >20mm 或切缘距离与结节最大

直径之比 >1 ；⑤老年患者合并心肺功能受限以及二次肺部手术、不能耐受肺叶切除术。美国国家综合癌症网（NCCN）诊疗指南肺段切除术的适应证：①不能耐受肺叶切除术或可保留肺组织很少。②周围型肺结节 ≤ 20mm 且至少满足以下任一项：单纯原位腺癌（AIS）；经胸部 CT 检查证实 GGO 中实性成分 ≤ 50%；随访并经影像学检查证实肿瘤倍增时间 ≥ 400 天。

肺段切除和肺叶切除均属于解剖学切除，符合肿瘤外科治疗原则。对于直径 ≤ 2cm 的早期周围型非小细胞肺癌，VATS 下肺段切除与肺叶切除术后的 2 年内复发转移无显著性差异，但肺段切除患者的肺功能损害较肺叶切除者轻。对于早期非小细胞肺癌肺段切除的疗效不亚于肺叶切除，患者术后恢复时间可缩短，特别是对于肺功能差的老年患者。所以术中在确保系统性淋巴结清扫与肿瘤切缘安全距离的同时，应尽量保留更多的正常肺组织。

部分肺结节若位于相邻肺段之间不能判断具体位置时或者有多个肺结节在不同肺段之中，可行多肺段联合切除或亚肺段联合切除术。术前对病灶可以进行 3D-CT 检查，在通过计算机系统进行扫描后重建或者进行 3D 打印模型，明确手术切除范围以及术中应注意的事项，以提高手术切除的成功率。VATS 下肺段切除术符合微创治疗理念，操作不复杂，有助于术后的康复，且安全性和治疗周期与传统形式的肺叶切除术相当，因此胸腔镜下肺段切除术目前已在各等级医院胸外科手术中逐步开展。

（二）禁忌证

1. 已经出现远处转移的Ⅳ期肺癌患者；
2. 伴有对侧胸腔（肺门、纵隔淋巴结）淋巴结转移的Ⅲb 期肺癌患者；
3. 胸腔内脏器被广泛侵犯的局部晚期患者；
4. 不能耐受手术治疗的严重心肺功能不全的患者；
5. 伴有严重肝、肾功能不全，及有出血性疾病的患者；
6. 全身情况不佳的恶病质患者。

三、手术方式

VATS 手术切口有单孔法及多孔法。多孔法切口包括两孔、三孔、四孔甚至更多孔的手术方式。外科手术中大多选择腋前线、腋中线及腋后线三孔法方式，腋前线切口稍长，为主操作孔，腋后线切口为副操作孔，腋中线切口为观察孔。三孔法优势包括：术中器械操作流畅、相互干扰较少，可以有效降低手术难度、缩短手术时间、提高手术安全性，可尽量避免开胸手术。其缺点是：①因为人体背部肌肉层次多、血供丰富,腋后线的辅助操作孔分离时容易损伤肌肉而导致出血,并且止血较为困难;②进行腋后线辅助操作孔制作时会损伤局部肌肉及肋间神经,特别是肋间神经的损伤,可造成术后患者感局部疼痛明显,部分术后患者会出现局部感觉异常,甚至影响局部运动;③对于年轻的手术患者,过多的切口会对其生理、心理产生障碍,影响术后恢复。

近几年来,单孔手术方式取消了腋后线及腋中线这两个切口,保留了腋前线这一切口,减少了切口出血、肌肉及肋间神经损伤的风险,并且腋前线切口处胸壁肌肉层次少,手术器械操作时对切口周围的组织损伤影响少,患者术后疼痛不明显,对患者胸壁局部感觉和运动影响基本可以忽略不计,其手术医师如在手术肋间的肋间神经进行阻滞或局部浸润麻醉,则术后患者切口疼痛可进一步减轻。但是单孔胸腔镜技术亦有其弊端:一个操作孔,术中所有的手术器械都在此孔中进行操作及进出,术中各手术器械的相互干扰较为明显,会影响手术的进程和流畅程度,并且造成切口周围器官及肌肉、神经等组织的损伤。对于靠近背侧或膈肌附近的肺结节,显露较差,术中操作困难,有时需要单孔手术专用器械才能进行手术,影响手术进程,增加手术时间和难度。另外,在处理组织、器官的血管时,特别是需使用切割闭合器时,因限制切割闭合器前进的角度、方向,增加了操作难度及术中出血等风险。

四、并发症及处理

1. 残肺不张 常见病因为术后切口疼痛,限制手术患者呼吸运动以及自主咳嗽、咳痰,出现痰液、血凝块等阻塞支气管,导致不同程度的肺不张,进而导致肺部感染,甚至产生其他严重并发症。术前建议患者进行咳嗽训练,术后应给予患者充分止痛,并鼓励患者加强咳嗽、尽早下床活动等自主运动。医护人员也应注重及加强患者术后的呼吸道管理,协助患者排除痰液、下床活动等,预防残肺不张。

2. 胸腔积液及血胸 胸部任何有创操作均会出现胸腔积液,如血管受损,并且未给予正确的处理,则可能出现血胸,这也是肺术后常见的并发症之一。术后应保持胸腔引流管通畅,并记录每天胸液引流情况。特别是在患者术后的前几个小时,应注意每小时胸液引流量及引流液的性状,如明确为进行性血胸应及早再次开胸止血。

3. 胸腔内感染 常见情况是手术患者术后出现脓胸,主要原因为胸腔污染及支气管胸膜瘘,目前已经很少发生,通畅引流为最有效的治疗方式。

4. 支气管胸膜瘘　这是比较严重的术后并发症,如患者术后长时间仍有痰血、发热等症状,胸片提示液气胸或残肺萎陷、不张,则应考虑支气管胸膜瘘可能。可以通过向胸腔内注入亚甲蓝液,如患者咳出蓝色痰液及可确诊;也可通过支气管检查予明确。最主要的治疗方式为胸腔闭式引流,并保持引流通畅,大部分患者可逐渐愈合。对于瘘口较大不能自行闭合的患者,择期再次手术进行瘘口清创缝合术,必要时同期行胸廓成形术。目前也可在支气管镜下应用支气管支架来治疗,效果较为理想。

5. 术后残腔形成　肺叶切除术后出现的腔隙,人体会通过余肺的膨胀、纵隔向患侧移位、横膈的抬高等方式来自动填补,但有少数患者因各种原因导致术后腔隙不能消失,则出现残腔。无症状的残腔可不予处理。对于术后明确有腔隙,并且合并发热、咳嗽、咳痰、痰血等临床症状的患者,应及时给予处理,其中胸腔闭式引流术并且保持引流通畅是最重要的治疗方式。少数患者经过治疗后症状仍存在,则应考虑进行胸廓成形术。

6. 特有并发症　①咯血:基本原因是误断了应保留的肺段静脉。对于少量咯血的患者给予止血等对症处理即可治愈;但对于大量咯血的患者,应再次手术切除误断静脉的肺段。②漏气:由手术损伤脏层胸膜、肺组织、支气管引起,特别是使用直线切割闭合器切开肺组织,切割线上缝合钉处的漏气最为常见。少量漏气处理方法为延长胸腔引流管的引流时间,在数天内可自愈;也可予胸腔内注入黏合剂,促进漏气口愈合,缩短胸管引流时间,如 50% 葡萄糖、红霉素、金葡素等药物;长期大量漏气,因考虑合并支气管胸膜瘘可能,应再次手术探查。③靶段肺组织残留过多:主要原因为手术时明确靶肺段的边界,造成靶段肺组织残留,临床上出现残留肺组织局部过度充气,出现多囊性改变。如无临床症状,可不予处理;如出现反复感染等情况,需要再次手术切除残留的靶肺段组织。④保留肺段的不张:主要原因为误断了保留肺段的支气管,治疗方式为再次手术切除该肺段。

五、护理要点

1. 术前床上排便、术侧上肢手臂活动训练;

2. 术前常规禁食 8 小时禁饮 4 小时,遵医嘱正确术前给药;

3. 术后落实胸腔闭式引流护理;

4. 术后密切监护生命体征,取合适体位与适时手臂功能锻炼,预防深静脉血栓、肺部感染、出血等并发症。

第四节　其他治疗

一、^{125}I 粒子植入

1. 概述　放射性 ^{125}I 粒子植入属于组织间植入近距离治疗范畴,是放射治疗的方法之一,主要通过影像引导技术将密封的放射源直接植入肿瘤病灶内,通过放射性核素持续释放射线对肿瘤细胞进行杀伤的一种治疗手段,如放射性粒子植入术前导入近距离治疗计划系统(brachy-therapy treatment planning system,BTPS)。

2. 适应证　经病理证实的恶性肺结节或转移性肺结节,伴有心肺功能差或高龄不能耐受外科手术者或拒绝行外科手术者;术后复发不能再次手术者;放化疗后肿瘤残留或进展的患者;其他抗肿瘤治疗后进展的患者;功能状态评分(PS)≤ 2 分,预期生存期 ≥ 3 个月。

3. 禁忌证　不能耐受或不能配合经皮穿刺术;严重肺气肿;肝、肾、心、肺、脑功能不全;有严重出血倾向或无法纠正的凝血功能障碍、血小板计数 <50×10^9/L;严重肺纤维化;抗凝治疗或抗血小板药物应在植入前至少停 5~7 天;严重感染、高热(>38.5℃);ECOG 评分 >3 或 KPS<60 分。

4. 操作方法　根据患者的病灶部位,采用合适的体位并固定。根据手术部位消毒术野,执行无菌操作技术规范。粒子植入通常在 CT 引导下局麻进行,常规扫描,确定肿瘤部位,并在体表标记范围,根据放射治疗计划系统(treatment planning system,TPS),选择相应肋间隙作为穿刺植入平面,并确定进针位置、角度和深度,在 CT 的引导下将粒子针穿刺入瘤灶预定位置。亦可平行进针,应用模板进行粒子植入。重复 CT 扫描提示粒子针穿刺到位后,根据 TPS 计划植入粒子。插植粒子针时,间距一般为 1~1.5cm,粒子针一次性插植完成或分层插植,进针至肿瘤远端边缘后,应用粒子植入器以等间距退针方式将粒子植入肿瘤。植入的粒子与大血管的距离应 ≥ 1cm,与脊髓的距离 ≥ 1cm。粒子植入过程中,及时进行 CT 扫描,确定已植入的粒子是否符合治疗计划,并及时进行修正。植入完成后,进行全肺 CT 扫描,确定各层面植入的粒子分布及粒子数,如有粒子稀疏或遗漏,应立即补充植入,以满足术前治疗计划的剂量要求(图 4-6~

图 4-8）。同时观察有无气胸、出血等并发症，并及时对症处理，必要时行经皮穿刺置管引流术。将术后 CT 图像输入放射治疗计划系统进行剂量验证。

患者返回病房过程时，由专人护送，手术部位遮盖 0.15~0.25mm 铅当量的铅单。术后心电监护、吸氧至病情平稳。术后 24 小时复查胸片或胸部 CT，观察有无继发气胸、血胸或粒子移位。置放胸腔闭式引流者常规进行胸腔引流瓶护理。

5. 术后并发症 ①气胸、出血（同本章第一、二节相关内容）。②粒子移位和迁移：粒子在术后可发生移位，迁移至远端细支气管、脱落游离至胸腔，可严密观察。③感染：及时抗感染治疗。④局部放射性肺炎及放射性肺纤维化。

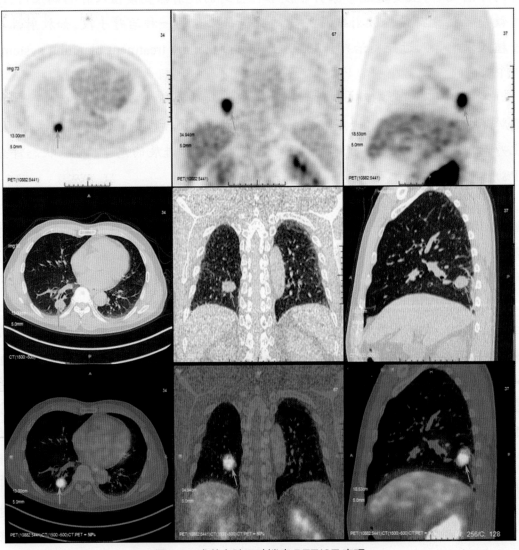

图 4-6　术前右肺下叶鳞癌 PET/CT 表现

PET/CT 横轴位、冠状位、矢状位显示病灶 FDG 代谢增高（箭头），考虑恶性肿瘤，病理确诊鳞癌

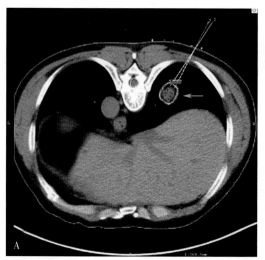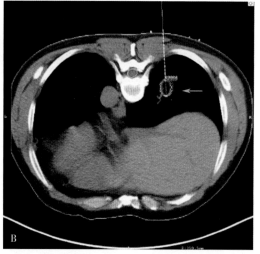

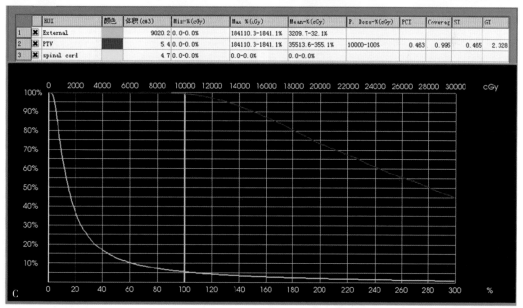

		ROI	颜色	体积(cm3)	Min-%(cGy)	Max-%(cGy)	Mean-%(cGy)	P. Dose-%(cGy)	PCI	Coverag	SI	GI
1	✗	External		9020.2	0.0-0.0%	184110.3-1841.1%	3209.7-32.1%					
2	✗	PTV		5.4	0.0-0.0%	184110.3-1841.1%	35513.6-355.1%	10000-100%	0.463	0.995	0.465	2.328
3	✗	spinal cord		4.7	0.0-0.0%	0.0-0.0%	0.0-0.0%					

图4-7　右肺下叶鳞癌BTPS,设定处方剂量、粒子活度,进行术前计划

A. 划定靶区,沿同一穿刺点经皮,经不同方向进针,根据目标剂量,计算病灶所需粒子数目(箭头);B.病灶下一层面再次划定靶区,根据剂量,计算所需粒子数目(箭头);C.粒子-剂量曲线图示计划靶区病灶99.5%达到辐射剂量要求(红色曲线),周围脊髓辐射剂量为0(黄色曲线)

6. 护理要点　①给予患者心理支持,减轻其对治疗的疑虑,增强信心;②术前对患者及家属进行粒子防护指导;③术后注意保护患者局部皮肤,存在皮肤反应时根据相应分级采取对应处理;④手术区避免叩背、剧烈咳嗽引起的局部粒子脱落;出现呼吸胸痛、发绀等症状,警惕肺栓塞可能,应立即报告医生给予相应处理;⑤落实患者出院后辐射防护指导。

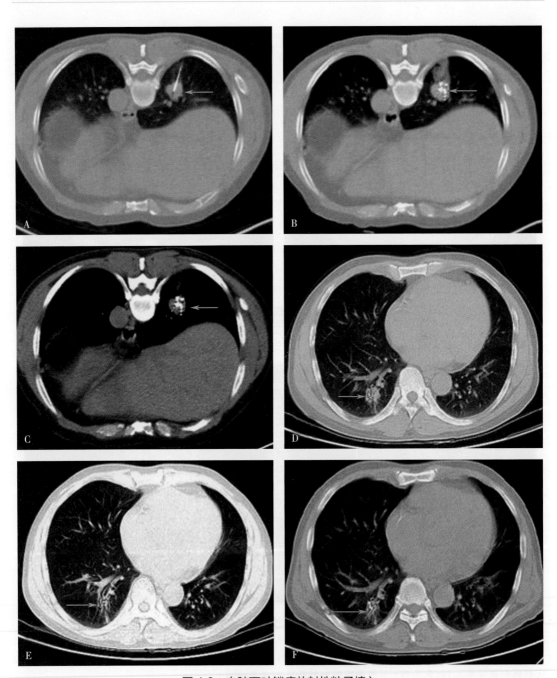

图 4-8　右肺下叶鳞癌放射性粒子植入

A. CT 引导下行右肺下叶鳞癌粒子植入(箭头);B. 术后肺窗见肺内沿针道出血(箭头);C. 纵隔窗见病灶内粒子植入满意(箭头);D~F. 术后 1、3、6 个月复查 CT(箭头),提示右肺下叶病灶基本完全坏死,病情稳定,未见肿瘤复发

二、支气管动脉化疗栓塞术

根据《肺结节诊治中国专家共识(2018 年版)》,我们把肺部影像学表现直

径≤3cm 的局灶性、类圆形、密度增高的实质性或亚实质性肺部阴影称之为肺结节。其中有不少肺结节后经手术或穿刺病理证实为恶性肿瘤,支气管动脉化疗栓塞术是目前治疗恶性肺结节病变的手段之一。该手段多应用于中晚期肺癌,我们在此予以简单介绍。

1. **分类**

(1)经支气管动脉灌注化疗(BAI):是把肿瘤器官作为靶器官,经病变靶血管将抗癌药物直接注入瘤体内,保持瘤体内血液药物高浓度,有效杀伤肿瘤细胞,而机体其他重要器官内药物浓度低或仅有轻微升高。随着血液循环的进行,瘤体内的部分药物逐渐进入血液,循环药物可再次进入瘤体内发挥二次抗癌作用,双重杀伤肿瘤细胞组织,达到局部治疗和全身治疗相结合的效果。

(2)支气管动脉化疗栓塞术(BAE):在支气管动脉药物灌注基础上,后续联合明胶海绵颗粒、栓塞微球、PVA 颗粒等栓塞材料阻塞供应肿瘤的靶血管,阻止肿瘤组织的生长,同时延长化疗药物与肿瘤组织的接触时间,从而更大程度地使肿瘤细胞缺血坏死。

2. **适应证** 适用于确诊为恶性肺结节病变(1~3cm)、因其他原因不能手术或不愿手术的恶性肺结节患者、外科手术未能全部切除肿瘤者。另外,外科手术前行 BAI 或 BAE 可使肿瘤缩小,提高手术切除率及降低术后复发率。肺内多发转移性肿瘤,采用 BAI 或 BAE 仍可以获得很好疗效。对造影剂过敏、严重凝血功能异常或严重心、肺、肝和肾功能不全者禁行此治疗。

3. **操作方法** 栓塞材料常选用明胶海绵、PVA 颗粒、不锈钢圈、载药微球。全程心电监护,会阴部消毒铺巾,右侧腹股沟处 2% 利多卡因局麻后,采用 Seldinger 穿刺法,穿刺股动脉成功后,分别引入导丝、5F 导管鞘、5F 胃左导管,在数字减影血管造影(digital subtraction angiogram,DSA)下行动脉造影,确定肺结节供血的靶动脉,经导管行相应的支气管动脉造影,明确为病灶供血动脉后将化疗药物、栓塞剂缓慢推入(图 4-9)。

4. **术后并发症及处理** 消化道反应、骨髓抑制、肾毒性、心脏毒性、肝脏毒性、脊髓损伤等。其中脊髓损伤是最严重的并发症,数据显示其发生率约 1.5%,常发生于支气管动脉造影、灌注化疗及栓塞止血治疗之后。

5. **护理要点** ①术前禁食 6 小时,禁水 4 小时,穿刺处皮肤备皮;②术前指导患者行术中造影时呼吸配合训练;③术后穿刺处局部沙袋加压 6 小时,术侧下肢制动 12 小时,指导患者肢体活动,预防下肢深静脉血栓形成;④做好出血、胃肠道反应、脊髓损伤等并发症的预防性护理。

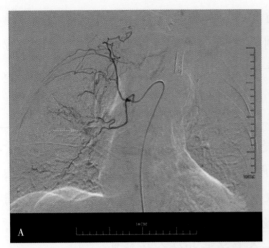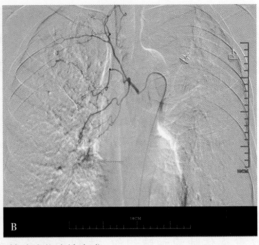

图 4-9　右肺结节支气管动脉化疗栓塞术

A、B. 经病理证实的恶性肺结节患者,2 例均为鳞癌,选择性支气管动脉造影后,
右肺下叶见结节状染色灶(箭头)

三、电磁导航支气管镜下肺结节活检同步消融术

电磁导航支气管镜(electromagnetic navigation bronchoscopy,ENB),是一种基于 CT 的新型虚拟成像技术,是在微磁场上的实时导航,不是完全意义上的虚拟导航。通过图像识别技术,它可以建立虚拟支气管路径,同时联合 C 型臂 X 线透视(X-ray fluoroscopy,X-Flu)或径向超声内镜(radial probe endobronchial ultrasound,RP-EBUS)等将支气管镜引导到目标病灶,能大大提高穿刺活检、介入治疗的准确性,减少创伤性。

ENB 最早是由以色列军用技术研究开发的高科技产品,现主要用于周围型的肺微小结节的精确诊疗,作为一项新的支气管镜导航技术,它是利用电磁传感器,同时结合计算机虚拟支气管镜与高分辨率螺旋 CT 的特点,既可以准确到达常规支气管镜无法到达的肺外周病灶实时定位导航,又可以获取病变组织进行病理检查。该技术主要分为 2 个阶段:①术前路径规划,将转换成 DICOM 格式的螺旋 CT 数据导入系统进行三维重建,随后在产生的虚拟支气管树上标记病灶,生成直达目标病灶的导航路径;②术中气道内磁导航,操作者根据导航监视仪显示的三维虚拟支气管树图像,按照术前的路径规划到达目标靶点,最后经工作通道进行肺活检或介入治疗(图 4-10、图 4-11)。

ENB 与传统的诊疗方法相比具有以下优势:①对周围型的肺部微小的活检病理诊断具有"得天独厚"的优势,传统纤维支气管镜目前只能达到段支气管和亚段支气管(第 4~6 级支气管),ENB 甚至可达到第 17 级以上;②高精度、安全(相比

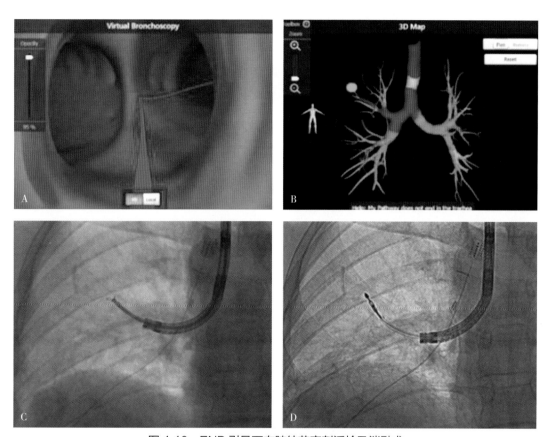

图 4-10　ENB 引导下右肺结节穿刺活检及消融术

A、B. 术前对支气管路径进行规划,分别对支气管可见、不可见区域进行导航;C. ENB 引导下右肺结节穿
刺活检;D. ENB 引导下右肺结节微波消融术

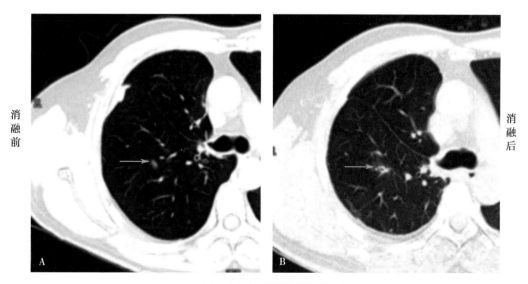

图 4-11　右肺结节消融前后的对比

A. 消融前见右肺结节(箭头);B. 消融后右肺消融区见小斑片状密度增高影(箭头)

传统纤维支气管镜)、无辐射(相比 CT 和 PET)地取得病理诊断(金标准),避免不必要的肺切除;③尤其适用于老年患者以及不能耐受胸腔镜活检的患者,可准确安全的诊治;④可对于周围型肺部微小病变准确定位,再通过胸腔镜辅助下进行肺叶或亚肺叶切除,从而提高了肺部肿瘤手术的安全性和准确性;⑤可以在精准诊断的同时对肺部病变实施消融、注射药物或放射性粒子植入等微创治疗措施。

ENB 在国内的出现,开创了一种全新的对于肺外周结节的精确诊断及治疗方法。随着 ENB 技术的日趋成熟,更多患者接受 ENB,ENB 这一技术势必成为肺外周结节诊疗的关键性核心技术之一。

参考文献

1. 田慧,叶欣.微波消融治疗早期非小细胞肺癌现状.介入放射学杂志,2018,27(11):96-100.

2. 刘晶晶,吴志远,黄蔚,等.CT 引导下肺部肿瘤同轴穿刺活检联合微波消融治疗的临床应用.介入放射学杂志,2018,27(002):141-146.

3. 王东东,李晓光,李彬,等.经同轴套管穿刺活检同步微波消融治疗高度可疑恶性肺结节.介入放射学杂志,2018,27(11):34-38.

4. 中华医学会呼吸病学分会肺癌学组,中国肺癌防治联盟专家组.肺部结节诊治中国专家共识.中华结核和呼吸杂志,2018,41(10):763-771.

5. Kashima M, Yamakado K, Takaki H, et al. Complications after 1000 lung radiofrequency ablation sessions in 420 patients: a single center's experiences. Am J Roentgenol, 2011, 197 (4): 576-580.

6. Mouli S K, Kurilova I, Sofocleous C T, et al. The role of percutaneous image-guided thermal ablation for the treatment of pulmonary malignancies. Am J Roentgenol, 2 017, 209 (4): 740-751.

7. 叶欣,范卫君.热消融治疗原发性和转移性肺部肿瘤的专家共识(2014 年版).中国肺癌杂志,2014,17(4):294-301.

8. Stewart A, Parashar B, Patel M, et al. American brachy-therapy society consensus guidelines for thoracic brachy-therapy for lung cancer. Brachytherapy, 2016, 15 (1): 1-11.

9. Li W, Guan J, Yang L, et al. Iodine-125 brachytherapy improved overall survival of patients with inoperable stage III/IV non-small cell lung cancer versus the conventional radiotherapy. Med Oncol, 2015, 32 (1): 395.

10. Wang ZM, Lu J, Liu T, et al. CT-guided interstitial brachytherapy of inoperable non-small cell lung cancer. Lung Cancer, 2011, 74 (2): 253-257.

11. 李海青,刘振华,郭素娟,等.支气管动脉灌注化疗及栓塞术在肺癌综合治疗中的作用.中华介入放射学电子杂志,2014(4):33-35.

12. 董百强,王谨,徐裕金,等.经倾向评分匹配后立体定向放疗与手术治疗早期非小细胞肺癌预后比较.中华放射肿瘤学杂志,2018,27(10):890-894.

13. Ettinger DS, Wood DE, Aisner DL, et al. Non-Small Cell Lung Cancer, Version 5. 2017, NCCN Clinical Practice Guidelines in Oncology. J Natl Compr Canc Netw, 2017, 15 (4): 504-535.

14. Bray F, Ren JS, Masuyer E, et al. Global estimates of cancer prevalence for 27 sites in the adult population in 2008. Int J Cancer, 2013, 132 (5): 1133-1145.

第五章

肺结节疾病常见案例

第一节　肺部慢性炎性结节

肺部慢性炎性结节(chronic inflammatory nodules of the lung)指肺泡出现炎症反应,反复刺激,以结节的形式呈现,病程超过 3 个月者为慢性炎性结节,一般临床无症状,或有轻度咳嗽,抗感染治疗有效;多数病灶位于两肺胸膜下;大部分病灶边缘欠清楚,肺窗显示清楚,纵隔窗上缩小或消失;部分病灶有较粗毛刺或锯齿状改变,有轻度分叶。"晕征"为炎性结节的一个特征性征象,表现为病灶周围被一圈淡薄的云雾样略高密度影环绕,呈晕圈样改变。动态 CT 增强扫描,炎性结节增强的程度和持续时间比恶性结节更显著、更长。在影像学上单发的炎性结节有时很难与其他病变鉴别。

病例一

【临床病史】女性,49 岁,1 个月前患者无明显诱因下出现咳嗽,较剧,咳少许白色黏痰,无咯血消瘦,无咳脓臭痰,无畏寒发热,未重视,未治疗,但症状一直存在。肺炎衣原体抗体 IgG:27.30(AU/ml)。

【影像表现】右肺上叶尖段结节灶,直径约 25mm,边缘见毛刺及分叶,病灶与胸膜贴近,但"胸膜凹陷征"不明显,结节周围见"晕征"。抗炎治疗 5 个月后复查,结节明显缩小,肺窗直径约 10mm,周围"晕征"消失(图 5-1)。

【临床处理】CT 定位下穿刺活检术。

【病理结果】(右肺上叶)慢性炎症性结节。

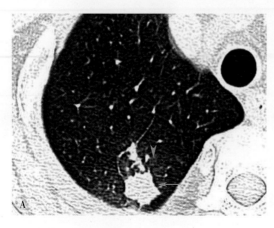
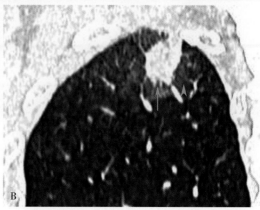

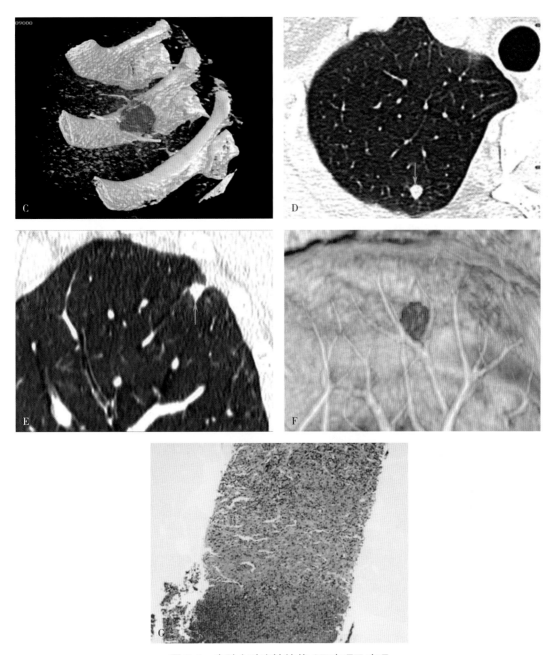

图 5-1 右肺上叶炎性结节 CT 表现及病理

A~C. 胸部 CT 横断位、冠状位及 VR 图显示右肺上叶尖段结节灶，边缘见毛刺和浅分叶（长箭头），结节周围见"晕征"（短箭头），与胸膜贴近，无胸膜凹陷征；D~F. 同一患者抗炎治疗 5 个月后复查胸部 CT 横断位、冠状位及 VR 图显示右肺上叶尖段结节明显缩小（长箭头），周围"晕征"消失；G. 穿刺活检病理示肺组织内见间质纤维组织增生伴炎症细胞浸润，HE 低倍放大 ×100

【影像解读】本病例为右肺上叶尖段胸膜下的单发结节，肺窗直径约 25mm，边缘见毛刺及分叶，结节周围出现"晕征"这一炎症特征性表现，提示炎性病变可能；而抗炎治疗后病灶明显缩小，更加支持炎性病变的诊断。此外，临床上有咳嗽、咳白色痰等呼吸道感染症状,提示炎性结节,本病例患者由于心理压力的原因选择穿刺活检,其实可以选择随访。

病例二

【临床病史】女性,55 岁,体检发现肺部结节灶,无咳嗽咳痰,无咯血消瘦,无畏寒发热等症状,实验室检查无殊。

【影像表现】右肺下叶背段胸膜下实性结节灶,肺窗直径约 18mm,边缘见浅分叶,紧贴胸膜,结节周围可见少许"晕征",抗炎治疗 1 个月后复查,结节明显缩小,周围"晕征"吸收、范围缩小(图 5-2)。

【临床处理】CT 定位下穿刺活检术。

【病理结果】(右肺下叶)慢性炎性结节。

【影像解读】本病例体检发现右肺下叶胸膜下的肺内单发结节,临床无呼吸道感染的症状,病灶边缘见浅分叶及少许短毛刺,呈宽基底与邻近胸膜紧贴,却无明显的胸膜凹陷征,虽然与其他病变如肺癌鉴别有一定的困难,但结节周围出现少许"晕征"具有一定的提示意义,抗炎治疗 1 个月后复查病灶明显缩小,提示炎性结节,本例患者由于心理压力的原因选择穿刺活检,其实可以选择随访。

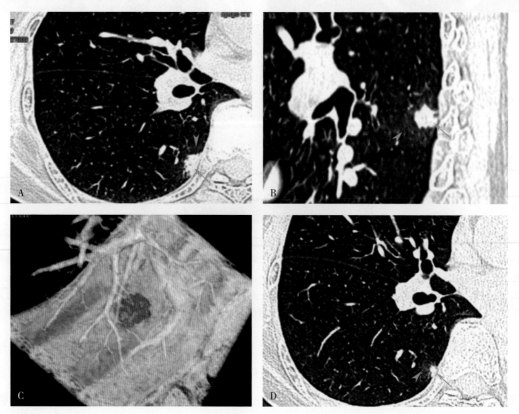

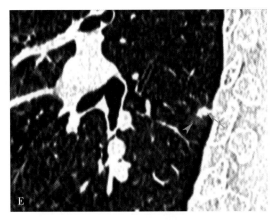
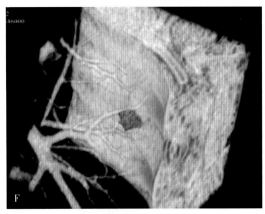

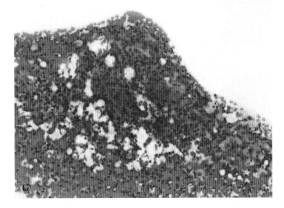

图 5-2　右肺下叶炎性结节 CT 表现及病理

A~C.胸部 CT 横断位、冠状位及 VR 图显示右肺下叶背段胸膜下实性结节灶(长箭头),边缘见分叶,与胸膜贴近,结节周围可见少许"晕征"(短箭头);D~F.抗炎治疗 1 个月后复查,胸部 CT 横断位、冠状位及 VR 图显示右肺下叶背段胸膜下结节明显缩小(长箭头),周围"晕征"吸收、范围缩小(短箭头);G.穿刺活检病理示凝血块内组织细胞及炎症细胞,HE 中倍放大 ×200

病例三

【临床病史】女性,27 岁,患者体检发现肺部结节灶,无咳嗽咳痰,无咯血消瘦,无畏寒发热等症状;实验室检查无殊。

【影像表现】右肺上叶尖段小结节灶,肺窗直径约 10mm,边界模糊,周围可见"晕征",抗炎治疗 1 个月后复查,结节及周围"晕征"明显缩小,肺结节肺窗直径约 3mm(图 5-3)。

【临床处理】抗炎治疗后短期复查。

【最终结果】(右肺上叶)慢性炎性结节。

【影像解读】本病例为年轻女性,临床无呼吸道感染的症状,因体检发现右肺上叶近胸膜的肺内单发结节,病灶边缘模糊,未见明显毛刺、分叶征及胸膜凹陷等恶性征象,而且病灶周围有典型的"晕征",进行抗炎治疗 1 个月后复查病灶明显缩小,提示为肺部炎性结节,可以继续随访。

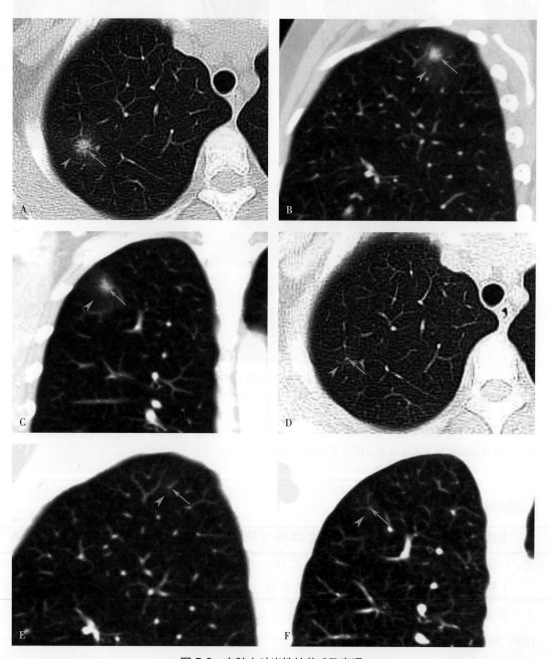

图 5-3　右肺上叶炎性结节 CT 表现

A~C.胸部 CT 横断位、冠状位及矢状位显示右肺上叶尖段结节灶(箭头),边界模糊,结节周围可见"晕征"(短箭头);D~F.抗炎治疗 1 个月后复查,胸部 CT 横断位、冠状位及矢状位显示结节明显缩小(箭头),周围"晕征"缩小(长箭头)

第二节　肉芽肿性病变

肉芽肿性病变是一种特殊的增生性病变,以肉芽肿形成为特点,多为特殊类型的慢性炎症,常见的有结核、细菌等,其他有结节病、Wegener 肉芽肿等。

炎性肉芽肿(pneumonia granuloma)是一种组织病理主要由巨噬细胞等炎症细胞、纤维母细胞增生,与胶原纤维一起形成境界清楚的结节状病灶的一类疾病的统称。以往常有肺部感染病史,多数为常见呼吸系统症状,但无特异性,部分病例无临床症状,诊断存在一定困难。病灶可为单发,亦可多发,小者如粟粒,大者 2~6cm,甚至达 9cm。两肺下叶多见,也可位于肺尖,呈球形影像多见,也可表现为斑片状密度增高影,但少见。2/3 病例球形病灶出现空洞,洞壁较厚,不规则,其中可见液平面,当发现肺内孤立结节影,呈圆形、多边形及不规则形,密度均匀,边缘模糊,可见浅分叶,邻近胸膜增厚,如肿块内见支气管有助诊断。

病例一

【临床病史】男性,18 岁,患者咳嗽、咳痰 2 个月,偶有发热,无畏寒,无心慌、胸痛,无咯血,无午后潮热、夜间盗汗。血常规、尿常规、大便常规大致正常,各项肿瘤指标正常。

【影像表现】右肺上叶结节,形态不规则,密度均匀,未见钙化及空洞,边缘局部模糊,邻近斜裂处边缘光整,呈刀切样,局部斜裂胸膜稍牵拉增厚(图 5-4)。

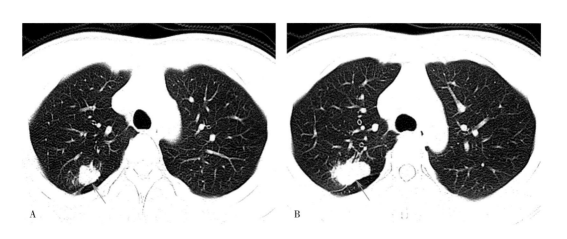

A　　　　　　　　　　　　　　　B

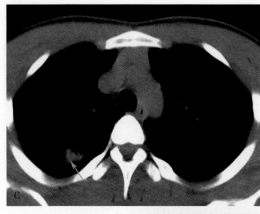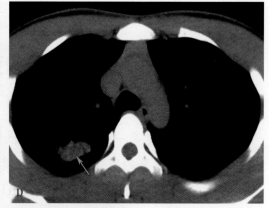

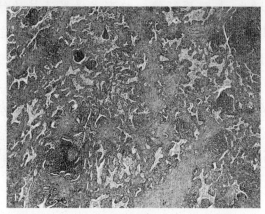

图 5-4　右肺上叶炎性肉芽肿 CT 表现及病理

A、B. 肺窗轴位示右肺上叶不规则结节影,边缘模糊,邻近斜裂处边缘光整,呈刀切样(箭头),局部斜裂胸膜牵拉;C、D. 纵隔窗轴位示密度欠均匀,内见斑点状稍高密度影;E. 镜下见以淋巴细胞为主的慢性炎症背景中,见多量组织细胞聚集,间质显著的纤维组织增生,HE 低倍放大 ×40

【临床处理】手术切除。

【病理结果】(右肺上叶)炎性肉芽肿。特殊染色:PAS 染色(–),六胺银染色(–),抗酸染色未找到抗酸杆菌。

【影像解读】本例青年患者咳嗽 2 个月,偶有发热,胸部 CT 发现右肺上叶不规则结节,局部边缘模糊,内下缘可见刀切征,局部斜裂胸膜稍牵拉增厚,符合炎性病变影像表现。

病例二

【临床病史】男性,22 岁,患者咳嗽、咳痰 1 个月,无畏寒、发热,无心慌、胸痛,无咯血,无午后潮热、夜间盗汗,无声音嘶哑、吞咽困难等。实验室检查均无殊。

【影像表现】左肺下叶类圆形结节,密度均匀,边缘模糊,其内侧缘另见类似病灶(图 5-5)。

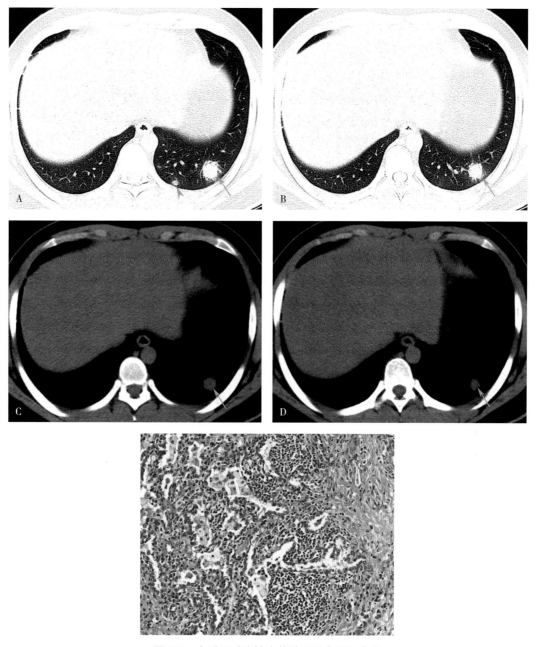

图 5-5 左肺下叶炎性肉芽肿 CT 表现及病理

A、B.肺窗轴位示左肺下叶类圆形结节,边缘模糊(长箭头),病灶内侧另见小结节影(短箭头);C、D.纵隔窗轴位示病灶密度均匀(箭头);E.病理示纤维组织增生,血管增生,肺泡上皮增生,肺泡腔内组织细胞聚集,间质淋巴细胞、浆细胞浸润,HE 中倍放大 ×200

【临床处理】手术切除。

【病理结果】(左肺下叶)炎性肉芽肿。特殊染色:TB 染色未找到抗酸杆菌,

PAS 和六胺银染色未找到真菌。

【影像解读】本例青年患者咳嗽 1 个月，发现左肺下叶结节，密度均匀，内未见钙化、坏死及空洞，边缘模糊，见晕征，其内侧见类似病灶，符合炎性肉芽肿表现。

第三节　肺 结 核 球

肺结核球（tuberculosis）是结核杆菌感染后，数量比较少，毒力相对比较弱，而机体的免疫反应比较强的时候形成。一般感染之后局部炎症坏死边缘很快产生纤维增生、包裹，从而形成球形干酪灶。

肺内单发结节是常见疾病之一，结核是一种常见病，近年来有增加趋势，由结核杆菌感染引起，临床上常有低热、盗汗、乏力、咳嗽、胸痛等，有时往往没有任何症状，在常规体检或其他检查中偶然发现。病灶多位于上叶尖后段及下叶背段，多为圆形、椭圆形，密度较高，直径 2~4cm，可有浅分叶及空洞，壁内、外缘较光滑，部分病灶可见层状、斑点状钙化，周围可见卫星灶。

病例一

【临床病史】女性，59 岁，患者发现肺部肿块 5 年，偶有咳嗽、咳痰，无畏寒、发热，无心慌、胸痛，无咯血，无午后潮热、夜间盗汗。各肿瘤指标正常。

【影像表现】右肺下叶背段结节，形态不规则，见浅分叶，密度均匀，内见斑点状钙化，边缘清楚，无毛刺，与胸膜局部粘连，邻近肺组织见少许斑片状密度增高影，边缘模糊，右肺门及纵隔见肿大淋巴结，内亦见斑点状钙化，右肺上叶支气管稍狭窄（图 5-6）。

【临床处理】手术切除。

【病理结果】（右肺下叶）结核球。特殊染色：抗酸染色找到抗酸杆菌。PAS 及六胺银染色未查见真菌。

【影像解读】本病例发现右肺下叶结节多年，多次复查无变化，病灶内见斑点状钙化，边缘清楚，周围见卫星灶，典型结核球表现，因患者心理负担重，遂手术治疗。

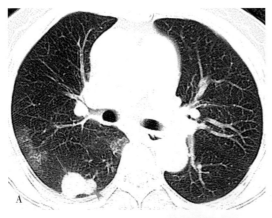
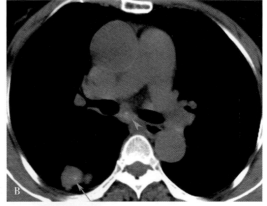
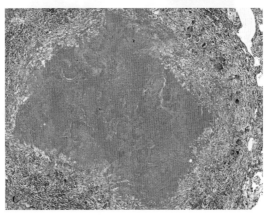

图 5-6　右肺下叶结核球 CT 表现及病理

A. 胸部 CT 平扫肺窗示右肺下叶小结节,密度均匀,边缘清楚(长箭头),邻近见卫星灶(短箭头);B. 纵隔窗示病灶内见斑点状钙化(长箭头),右肺门及纵隔淋巴结肿大、钙化(短箭头);C. 镜下见中心区大片干酪样坏死,外周见厚层纤维组织,其间伴有 Langhans 巨细胞、上皮样细胞、淋巴细胞,HE 低倍放大 ×40

病例二

【临床病史】女性,55 岁,患者体检发现肺部占位,无咳嗽、咳痰,无畏寒、发热,无心慌、胸痛,无咯血,无午后潮热、夜间盗汗,无声音嘶哑、吞咽困难等。血沉动态分析:血沉 26.0mm/h↑,T-SPOT.TB:MTB 抗原 ESAT-6 45↑,MTB 抗原 CFP-10 50↑,T-SPOT.TB 结论阳性↑,痰找抗酸菌:TB DNA 阴性,血常规、尿常规、大便常规大致正常,各肿瘤指标正常。

【影像表现】右肺上叶尖段不规则结节,可见不规则厚壁空洞,内壁光整,周围可见条索灶,邻近胸膜增厚粘连,未见钙化,增强扫描轻度均匀强化(图 5-7)。

【临床处理】手术切除。

【病理结果】(右肺上叶尖段)结核球。特殊染色:抗酸染色可见抗酸杆菌,PAS 及六胺银染色未见真菌。

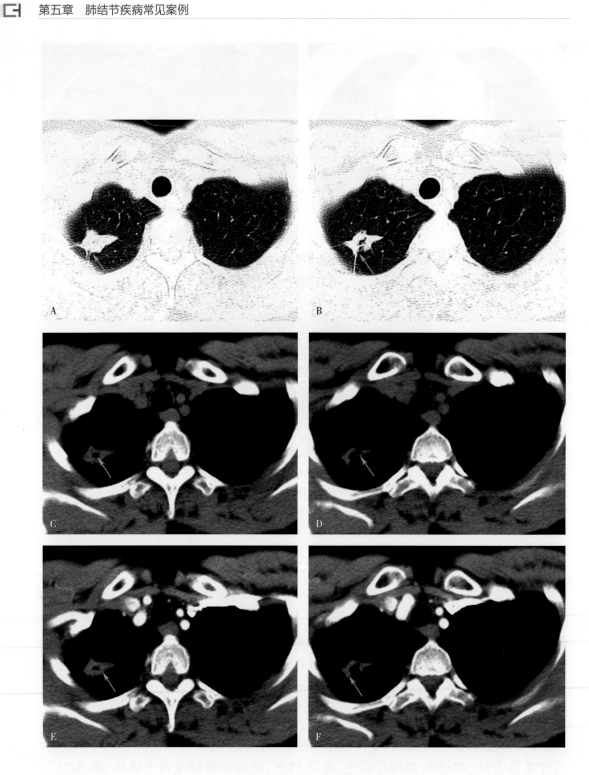

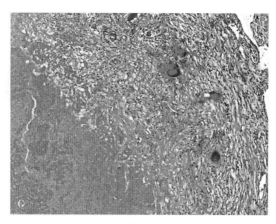

图 5-7　右肺上叶结核球 CT 表现及病理

A、B. 肺窗轴位示右肺上叶尖段不规则结节,周围可见条索灶牵拉,邻近胸膜增厚粘连(箭头);C、D. 纵隔窗轴位示其见小空洞,内壁光整(箭头);E、F 增强扫描轴位示结节轻度均匀强化(箭头);G. 病变中央区干酪样坏死,边缘区见 Langhans 巨细胞、上皮样细胞及淋巴细胞,伴纤维组织增生,HE 低倍放大 ×100

【影像解读】本例患者体检偶然发现右肺上叶结节,形态不规则,密度均匀,见空洞形成,内壁光整,周围见条索卫星灶,典型结核球伴空洞表现,与癌性空洞有明显区别,但患者迫于心理压力,遂选择手术治疗。

病例三

【临床病史】女性,67 岁,患者咳嗽、咳痰 1 个月,以往曾有低热,未给予治疗,无畏寒,无咯血,无午后潮热、夜间盗汗,无声音嘶哑等。血常规、尿常规、大便常规正常,各肿瘤指标正常。

【影像表现】右肺上叶尖段高密度结节,密度均匀,边缘见条索、斑点灶,局部胸膜粘连牵拉,病灶内部分钙化,边缘清楚,邻近肺组织见少许斑片状、条索状密度增高影,边缘清楚(图 5-8)。

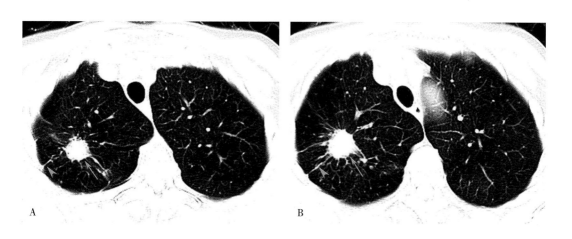

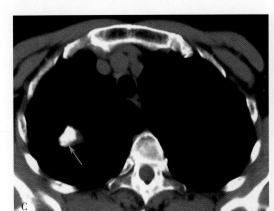
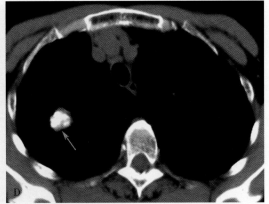
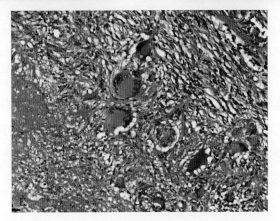

图 5-8　右肺上叶结核球 CT 表现及病理

A、B. 肺窗轴位示右肺上叶尖段高密度结节(长箭头),周围见斑点、条索灶,局部胸膜粘连牵拉(短箭头);C、D. 纵隔窗轴位示病灶大部分钙化(长箭头);E. 增生纤维组织中见 Langhans 巨细胞、上皮样细胞及淋巴细胞,边缘见干酪样坏死,HE 中倍放大 ×200

【临床处理】手术切除。

【病理结果】(右肺上叶)结核球。

【影像解读】本例患者咳嗽 1 个月,行 CT 检查偶然发现右肺上叶结节,结节大部分钙化,边缘清楚,周围见斑点状、条索状卫星灶,典型结核球表现。

第四节　肺隐球菌病

　　肺隐球菌感染易发生于免疫功能障碍患者,也可见于免疫功能正常者,患者因直接吸入病原菌,或病原菌经血行感染肺部而发病。近年感染率有增加的趋势,临床症状无特异性,大多无症状或症状轻微。

影像表现为多样性。肺炎型：表现为斑片状实变影，少部分为磨玻璃密度，可累及多个肺段及肺叶，少数呈节段性改变。肿块／结节型：表现为肿块或结节，由纤维包膜包围，内可见空洞形成，周围环绕磨玻璃密度影，形成晕征，可能是邻近肺组织出血所致。散在小结节型：粟粒样病变，多以中、下肺为主，大小不等。

病例一

【临床病史】男性，29岁，因体检发现右肺结节，无咳嗽咳痰，无发热盗汗，无胸痛、气促。实验室检查无。

【影像表现】右肺下叶胸膜下结节，可见充气支气管影，周围出现晕征，毗邻胸膜无牵拉凹陷，右侧胸腔无积液（图5-9）。

【临床处理】右肺下叶结节穿刺活检术。

【病理结果】（右肺下叶）新型隐球菌病。

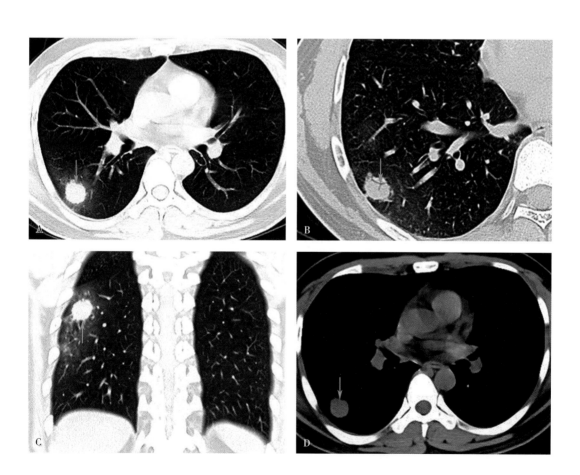

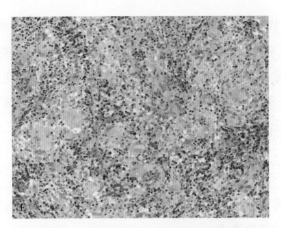

图 5-9　右肺下叶隐球菌 CT 表现及病理

A. 胸部 CT 示右肺下叶胸膜下结节灶(箭头);B. 结节灶内见充气支气管影(箭头);C. 结节边缘模糊,见"晕征"(箭头);D. 纵隔窗病灶密度均匀(箭头);E. 慢性炎症背景中见大量多核巨细胞聚集形成肉芽肿性病变,多核巨细胞胞质及间质中见大量小空泡(真菌孢子体),HE 中倍放大 ×200

【影像解读】隐球菌肺炎表现复杂,主要为结节肿块病变、浸润性病变和混合性病变,病灶单发或多发,好发于肺野外带,邻近或累及胸膜,以右肺下叶为主。有文献提出"晕征"和"近端支气管充气征"发生率较高,具有一定的特征性。本例病灶边缘模糊伴细支气管进入,临床症状轻微,需要考虑到隐球菌肺炎可能,主要与结核球、球形肺炎等非肿瘤性病变鉴别。

病例二

【临床病史】男性,69 岁,体检发现胸膜下微结节,2 年后复查胸部 CT 提示肺内结节增大,无明显不适。吸烟史约 50 年。血常规提示白细胞稍增高,肿瘤标志物正常。

【影像表现】右肺上叶前段胸膜下微结节,2 年后复查胸部 CT 提示结节明显增大,呈深分叶状,局部见胸膜四陷,无明显钙化,周围无卫生病灶(图 5-10)。

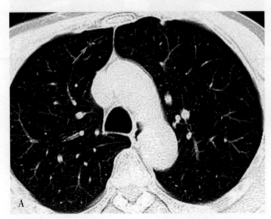
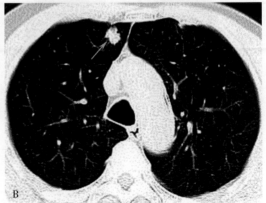

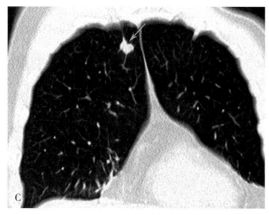
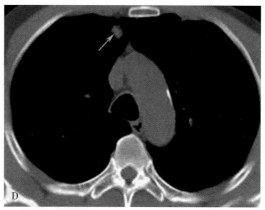
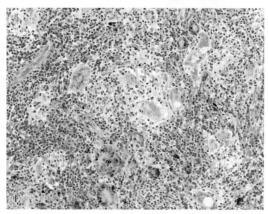

图 5-10　右肺上叶隐球菌 CT 表现及病理

A.胸部 CT 示右肺上叶前段胸膜下微结节(箭头);B~D.2 年后胸部 CT 提示右肺上叶结节明显增大,呈深分叶状(箭头),局部见胸膜凹陷,无明显钙化,周围无卫星病灶;E.六胺银染色清晰显示多核巨细胞胞质内及间质小而一致的真菌孢子体,GMS 高倍放大 ×400

【临床处理】右肺上叶切除术。

【病理结果】(右肺上叶)新型隐球菌病。

【影像解读】肿块或结节型肺隐球菌病以下叶多见,主要分布在胸膜下,部分与胸膜直接宽基底相连,部分可出现胸膜凹陷征。边缘常为"平直征",周围可出现"晕征",在晕中常可见细小毛刺。病灶密度均匀,增强后均匀轻到中度延迟强化。少部分隐球菌感染表现极为不典型,单纯影像诊断困难。本例病例表现为右肺上叶前段微结节明显增大,并呈深分叶状,局部胸膜牵拉,从 CT 影像征象上无法排除恶性肿瘤。

病例三

【临床病史】男性,39 岁,确诊淋巴瘤。发现肺部结节 2 个月。目前患者偶有咳嗽、发热。肿瘤标志物正常。

【影像表现】左肺下叶不规则结节,2 个月后复查病灶明显增大,内部细支气管管腔尚通畅,边缘模糊,有深分叶及毛刺(图 5-11)。

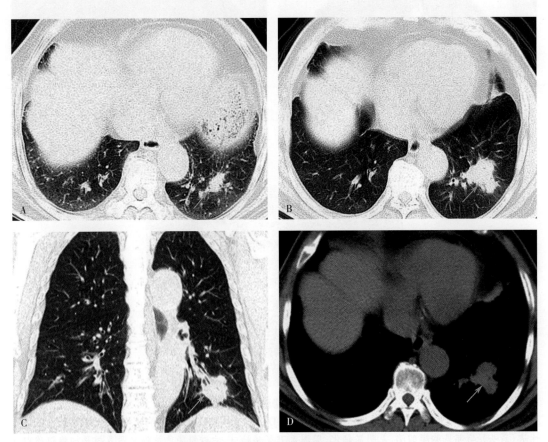

图 5-11　左肺下叶隐球菌 CT 表现

A. 胸部 CT 平扫示左肺下叶不规则结节(箭头);B~D. 2 个月后胸部 CT 复查病灶明显增大,
内部细支气管管腔尚通畅,边缘模糊(箭头)

【临床处理】左肺下叶穿刺活检术。

【病理结果】(左肺下叶)新型隐球菌病。

【影像解读】肺隐球菌感染易发生于免疫功能障碍患者,如恶性肿瘤化疗后,病灶兼有肿块特征和炎性病变特征,需要注意排查肺隐球菌肺炎,在本例中还需与淋巴瘤肺部浸润鉴别。

第五节　肺错构瘤

肺错构瘤是肺内最常见的良性肿瘤,起源于支气管的未分化间质细胞,由多种间叶成分及上皮组织异常混合而成。根据发生部位分为周围型和中央型,绝大多数表现为肺内圆形或类圆形孤立性结节,以肺外周胸膜下(周围型)多见,少数较大者呈不规则形,病灶边界清楚,有完整的纤维包膜,无深分叶及毛刺征,病灶周围无卫星灶,爆米花样钙化为诊断肺错构瘤的典型征象。Siegelman 等根据肿瘤内有无脂肪或钙化,把错构瘤分为 4 类:既无脂肪又无钙化,占 36%;只有脂肪,占 38.3%;既有脂肪又有钙化,占 21.3%;只有钙化,占 4.3%。

病例一

【临床病史】男性,54 岁,咳嗽 1 个月余。目前无畏寒,无咯血,无午后潮热、夜间盗汗,无声音嘶哑等。血常规、尿常规、大便常规正常,肿瘤指标正常。

【影像表现】左肺下叶类圆形结节,内密度不均,见爆米花样钙化,边缘清晰光滑,无明显分叶、毛刺,周围无卫星病灶(图 5-12)。

【临床处理】穿刺活检术。

【病理结果】(左肺下叶)软骨性错构瘤。

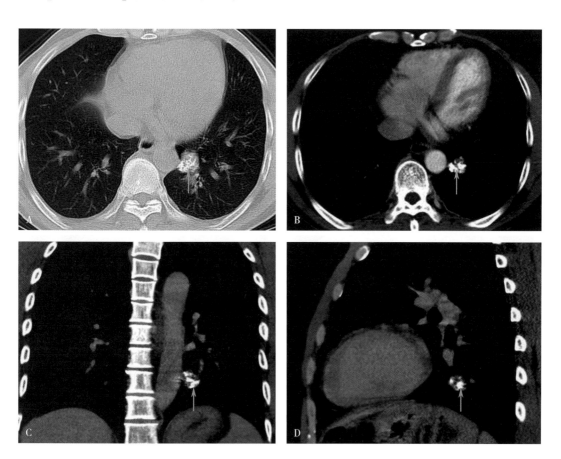

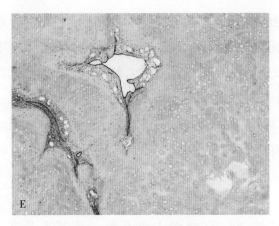

图 5-12　左肺下叶软骨性错构瘤 CT 表现及病理

A~D. CT 肺窗轴位示左肺下叶见类圆形结节,内见爆米花样钙化(箭头),边界尚清,周围无卫星病灶;
E. 病理镜下由岛状软骨、少量纤维平滑肌组织和呼吸性上皮裂隙构成,HE 低倍放大 ×40

【影像解读】本例病例具有肺错构瘤的典型爆米花样钙化特点,边缘光滑,脂肪成分不明显,影像诊断不难,若要观察病灶细微脂肪成分时,可采用薄层 CT 观察。本例特点为钙化,需要与结核球钙化、类癌钙化及部分单发转移瘤钙化鉴别。

病例二

【临床病史】男性,80 岁,胸片体检发现右肺结节,无胸闷、心悸,无畏寒、发热。实验室检查无殊。

【影像表现】右肺下叶类圆形肿块,边缘尚清,近肺门侧边缘浅分叶,外缘光滑,其内密度不均匀,见局限性小斑片状脂肪密度影,钙化不明显,增强病灶强化不明显,局部可见血管贴边走行(图 5-13)。

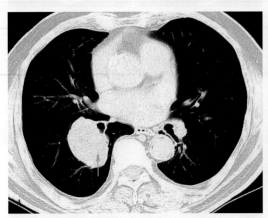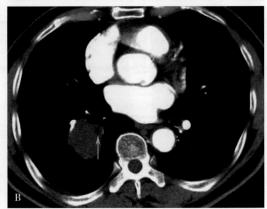

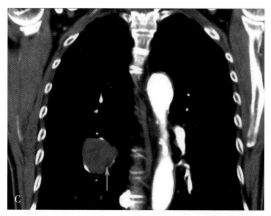
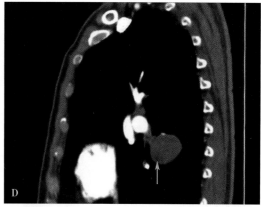

图 5-13　右肺下叶错构瘤 CT 表现

A.胸部 CT 示右肺下叶类圆形肿块(箭头),边缘清楚;B.病灶内部密度不均匀,见局限性小斑片状脂肪密度影(箭头);C、D.增强扫描病灶强化不明显,脂肪密度区无强化(箭头),局部可见血管贴边走行

【临床处理】右肺下叶切除术。

【病理结果】(右肺下叶)错构瘤。

【影像解读】典型错构瘤内含有脂肪或钙化时,诊断相对容易,而部分案例影像表现不典型,仅表现为均匀软组织密度结节,增强扫描无强化或轻度强化。本例患者症状不明显,病灶形态尚规整,虽然无典型钙化特点,但其内部存在脂肪密度特征(薄层 CT 更好观察),强化不明显,符合错构瘤诊断,但患者高龄,需要与周围型肺癌鉴别,良性病变需要与结核球、炎性假瘤及肺泡细胞瘤等鉴别。

病例三

【临床病史】男性,44 岁,体检发现左上纵隔占位。无明显不适,实验室检查未见异常。

【影像表现】左肺门区见椭圆形肿块,其内见多发钙化,类似爆米花状,边缘尚清,根据多平面重组判断病灶位于肺内,增强扫描病灶轻度强化,与纵隔分界不清(图 5-14)。

【临床处理】外科手术。

【病理结果】(左肺上叶)错构瘤。

【影像解读】胸部病变定位准确,才能定性,肺内病灶与纵隔病灶有时难以区分定位。肺内纵隔旁病灶常具有以下特征:病灶与胸壁夹角多为锐角,病灶直径或最大基底面多位于肺内,病灶中心多位于肺内。经多平面重组观察发现本例病灶与纵隔间隙尚存在,为弧形受压改变,定位于左肺上叶近肺门处,病灶本身具有典型的爆米花钙化特征,轻度强化,周围无卫星病灶,纵隔、肺门无明显肿大淋巴结,符合错构瘤表现。肺错构瘤大多数为良性,文献有肺错构瘤恶变的报道,临床明确诊断后一般选择随访观察。本例病灶定位困难,容易误诊,需要与纵隔来源畸胎瘤、胸腺瘤及类癌、单发转移瘤等鉴别。

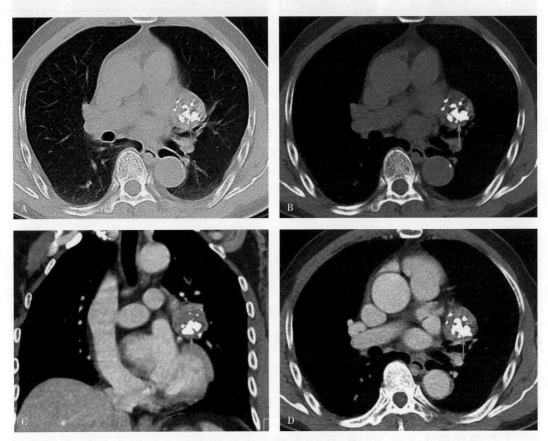

图 5-14 左肺上叶错构瘤 CT 表现

A~D.胸部 CT 示左肺上叶近肺门区见椭圆形肿块,其内见多发钙化(箭头),类似爆米花状,边缘尚清,病灶与纵隔分界不清,增强扫描病灶轻度强化(箭头)

第六节 肺内淋巴结

肺内淋巴结(intrapulmonary lymph nodes,IPLNs)是指发生于肺四级支气管平面以下、肺实质内的淋巴结,其发生率为 1.5%~7.0%,多发生于中老年男性。IPLNs 直径较小且主要位于肺周边部位,大部分无明显临床症状,多因体检或其他原因行胸部 CT 检查被偶然发现。IPLNs 与吸烟可能存在相关性,但不是唯一因果关系,粉尘、空气污染等诸多因素可能也是刺激 IPLNs 的重要因素。病理表现包括:玻璃样变性、纤维化等,"炭末沉着"是特征性病理表现;影像学上表现,此类病变呈实性结节,多位于贴近叶间裂或胸膜下,边缘一般清晰,直径较小,多呈三角形或类圆形。IPLNs 边缘一般有一至多条细线影与胸膜、叶裂或邻近的肺血管相连,该征象与良、恶性肺结节毛刺征有所不同,其远近端粗细均匀,胸膜侧无凹陷或局部增厚等改变,认为系正常或增厚的小叶间隔内淋巴管增粗,局部淋巴组织反应性增生,导致其内淋巴管回流受限所致。因此,仔细辨认结节周边的细线影有助于 IPLNs 的诊断。

病例一

【临床病史】女性,52 岁,胸闷、咳嗽入院,无咯血消瘦,无畏寒发热,无胸痛心悸,无声音嘶哑等症状。实验室检查无殊。

【影像表现】右肺下叶斜裂旁实性小结节灶,肺窗直径约 10mm,边界清,边缘光整,毗邻叶间胸膜增厚、稍牵拉(图 5-15)。

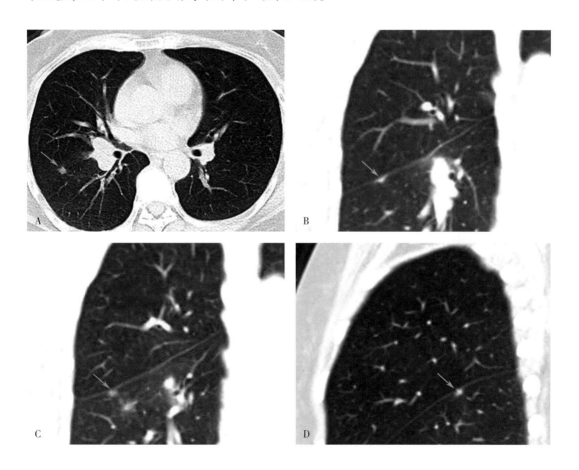

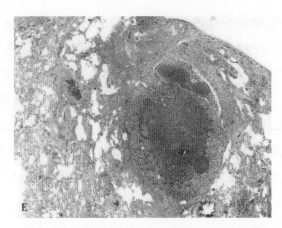

图 5-15　右肺下叶肺内淋巴结 CT 表现及病理

A. 胸部 CT 横断位显示右肺下叶斜裂旁一枚实性小结节灶,边界清,边缘光整(箭头);B、C. 冠状位显示结节与邻近胸膜呈宽基地相连,毗邻斜裂增厚、稍牵拉(箭头);D. 矢状位显示结节紧贴斜裂;E. 病理示贴近胸膜的肺组织内见结构完整的淋巴结,HE 低倍放大 ×50

【临床处理】手术治疗。

【病理结果】(右肺下叶)肺内淋巴结。

【影像解读】本病例位于右肺下叶斜裂旁的实性结节,呈类圆形、三角形,边界清,边缘光整,无毛刺、胸膜凹陷征等恶性征象,提示病灶为良性病变可能大,但是该病灶具有一定的干扰因素,首先患者为老年女性,临床上有胸闷、咳嗽等呼吸道症状,其次病灶毗邻的叶间胸膜有增厚的征象,这些征象与肺癌鉴别有一定的难度。

病例二

【临床病史】男性,62 岁,患者体检发现肺部结节 2 年,肺窗直径约 15mm,无咳嗽咳痰,无咯血消瘦,无畏寒发热,无胸痛心悸,无呼吸困难,无声音嘶哑等症状,有 40 余年吸烟史。实验室检查无殊。

【影像表现】右肺中叶斜裂旁实性小结节灶,直径约 15mm,边界清,边缘光整,未见分叶及毛刺,毗邻胸膜未见增厚(图 5-16)。

【临床处理】手术切除。

【病理结果】(右肺中叶)肺内淋巴结。

【影像解读】该病灶位于右肺中叶斜裂旁,呈圆形,病灶边缘光整,未见毛刺、分叶及胸膜凹陷征等恶性征象,病灶长期随访变化不大,考虑良性病变可能大,而患者为老年男性,有 40 余年的吸烟史,无其他的呼吸道症状,实验室检查未见异常,提示有肺内淋巴结的可能性,然而患者迫于精神压力,赴外院进行手术治疗,术后病理诊断为肺内淋巴结。

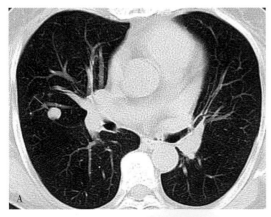
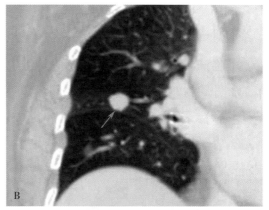
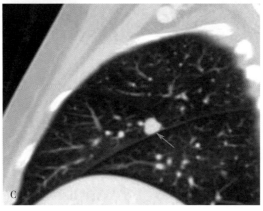

图 5-16　右肺中叶肺内淋巴结 CT 表现

A. 胸部 CT 横断位显示右肺中叶斜裂旁一枚实性小结节灶,边界清,边缘光整(箭头);B. 冠状位显示结节边缘光整,紧贴斜裂,毗邻斜裂未见增厚、牵拉(箭头);C. 矢状位显示结节边缘光整,紧贴斜裂,毗邻斜裂未见增厚、牵拉(箭头)

第七节　不典型腺瘤样增生

　　不典型腺瘤样增生(atypical adenomatous hyperplasia,AAH)是指发生于呼吸性细支气管或肺泡上皮的局灶性轻度或中度不典型细胞增生,不伴有间质性炎症和纤维化。临床上多为体检偶然发现,无特异性临床表现;CT 多表现为肺外围类圆形小病灶,多在 5~10mm,边界清楚、淡至中等密度的均匀的玻璃阴影,绝大多数情况下其内无实性成分。肺腺癌的生长发育一般遵循 AAH→原位腺癌(AIS)→微浸润性腺癌(MIA)→浸润腺癌(IAC)阶梯式进展过程,AAH 与 AIS 均归为浸润前病变,AAH 一般为纯磨玻璃结节(pGGN),而 AIS 开始出现少许实性成分。

病例一

【临床病史】女性,42岁,胸部CT体检发现左肺上叶一枚纯磨玻璃密度结节,无明显临床症状,肿瘤指标正常。

【影像表现】左肺上叶一枚纯磨玻璃结节灶,直径约8mm,边缘光整,无毛刺、分叶,周围无卫星病灶(图5-17)。

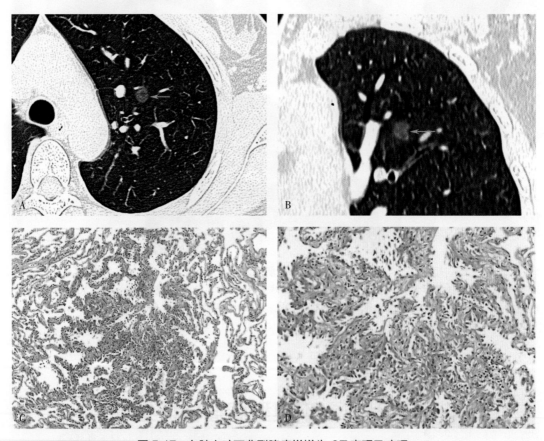

图 5-17　左肺上叶不典型腺瘤样增生 CT 表现及病理

A、B.胸部横断位及冠状位CT图像示左肺上叶一类圆形磨玻璃结节灶(箭头),无明显实性成分,无血管穿行,边缘清晰、光整;C.轻度不典型肺泡上皮贴壁状生长,细胞排列欠紧密有间隙,缺乏显著的核拥挤现象,细胞间有裂隙,HE低倍放大×100;D.HE中倍放大×200

【临床处理】经胸腔镜左肺上叶切除术。

【病理结果】(左肺上叶)不典型腺瘤样增生。

【影像解读】本例病例为肺内类圆形纯磨玻璃结节,直径达8mm,边缘光整,无明显恶性征象,属于典型AAH表现,需鉴别炎性病变,一般选择随访复查。2018版中国专家共识对于肺内单个pGGN直径≥5mm者,建议在3个月随访胸部 CT,随后行胸部 CT 年度随访,如果直径超过 10mm,需非手术活检和 /或手术切除;NCCN 指南建议 3 个月、1 年、2 年、3 年共复查 4 次 CT;ACCP 指南与 NCCN 指南大致相同,但强调 3 个月内不需要复查 CT;Fleischner 协会则建议 3~6 个月复查 CT,确定病灶是否还存在,如果病灶不变,需每年复查 CT,满5 年。

病例二

【临床病史】男性,67 岁,吸烟 30 余年,体检发现左肺上叶磨玻璃密度结节,多次随访发现病灶持续存在并逐渐增大,无明显咳嗽、咳痰、发热、胸痛等呼吸道症状,实验室检查正常。

【影像表现】左肺上叶磨玻璃密度小结节,直径约 4mm;3 个月后 CT复查,直径约 5mm。靶扫描示病灶无明显实性成分,呈纯磨玻璃改变,边缘清晰,周围见浅分叶征,无毛刺征,无胸膜凹陷征,无支气管征及含气腔隙(图 5-18)。

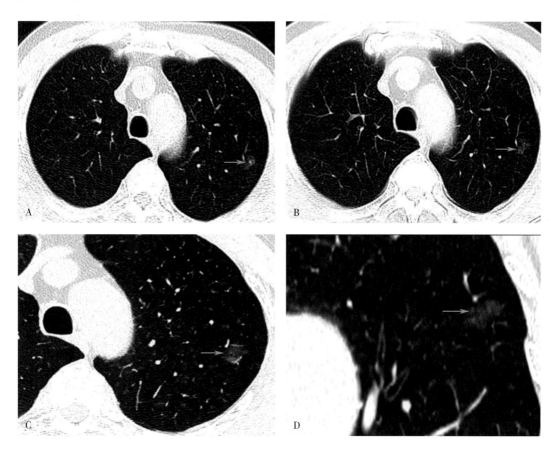

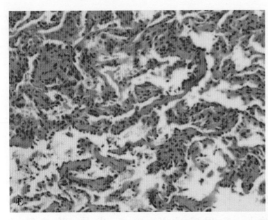
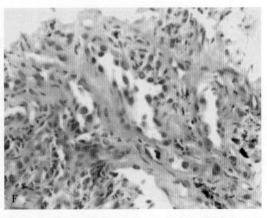

图 5-18 左肺上叶不典型腺瘤样增生 CT 表现及病理

A. 胸部 CT 横断位示左肺上叶一枚纯磨玻璃微小结节（箭头）；B~D. 3 个月后 CT 靶扫描及冠状位重建示左肺上叶磨玻璃结节（箭头），病灶边缘清楚，无明显实性成分，出现浅分叶征（箭头）；E. 轻度不典型肺泡上皮，没有显著的核拥挤现象，细胞间有裂隙，HE 中倍放大 ×200；F. HE 高倍放大 ×400

【临床处理】经胸腔镜左肺上叶切除术。

【病理结果】（左肺上叶）不典型腺瘤样增生。

【影像解读】本例病例体检发现的肺部磨玻璃结节，在随访过程中病灶持续存在，有增大趋势，并且病灶边缘出现"分叶征"，提示有恶性转化可能，这对该病灶性质的判断产生了干扰，从而误判为 AIS。影像学上 AAH 与 AIS 极为相似，对于单纯磨玻璃样结节中，表现为类圆形者多考虑为 AAH，外形不规则者多考虑为 AIS；但对于直径在 10mm 左右、而实性成分不明确，似类圆形的病灶，两者之间的影像鉴别困难。文献报告，AAH 平均 CT 值（–697HU ± 56HU）低于 AIS（–541HU ± 73HU），具有一定的差异性。AAH 密度均匀，一般无实性成分，而 AIS 可以出现少量实性成分。本例病灶虽然外形欠规则，但无明显实性成分，仍符合 AAH 表现。

病例三

【临床病史】女性，54 岁，因外伤于外院 CT 发现右肺上叶一枚磨玻璃密度小结节，6 个月后复查胸部 CT，病灶无明显改变。目前患者无咳嗽、咳痰，无胸痛、发热等临床症状，肿瘤指标未检查。

【影像表现】右肺上叶纯磨玻璃结节灶，直径约 7mm，边界清楚，无毛刺、分叶征象，病灶内可见小血管穿行，无血管纠集征象，毗邻胸膜无凹陷（图 5-19）。

【临床处理】经胸腔镜右肺上叶切除术。

【病理结果】（右肺上叶）不典型腺瘤样增生。

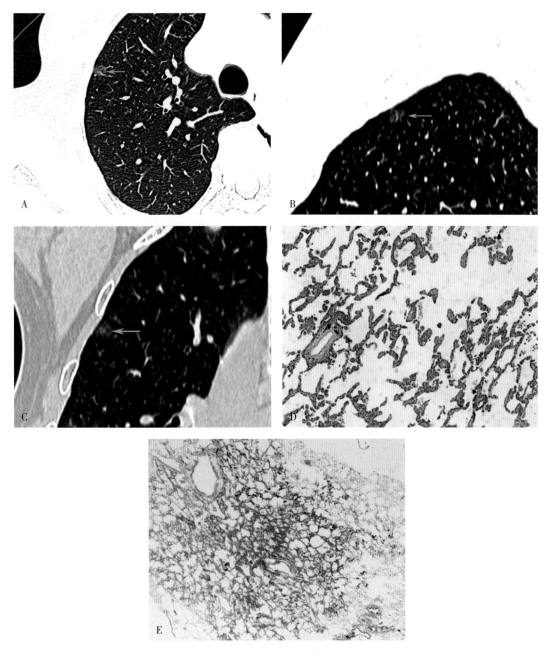

图 5-19　右肺上叶不典型腺瘤样增生 CT 表现及病理

A~C. 胸部 CT 靶扫描示右肺上叶胸膜下磨玻璃密度结节,其内可见微小血管穿行(箭头),未见明显实性成分,边缘清晰(箭头),毗邻胸膜无明显牵拉凹陷征象;D、E.病理镜下示非典型增生肺泡上皮,细胞异性型小,HE 高倍放大 ×400;E. HE 中倍放大 ×200

【影像解读】本例病例外院查出肺部磨玻璃小结节,6 个月后复查病灶无明显改变,提示炎性结节可能性不大,采用 HRCT 靶扫描观察病灶内出现小血管穿行,但穿行的小血管走行自然,无明显增粗、扭曲,未见血管纠集;另病灶位于胸膜下,毗邻胸膜未见明显牵拉凹陷征象,病灶本身密度尚均匀,需要考虑 AAH 或 AIS。

第八节　原位腺癌

　　原位腺癌(adenocarcinoma in situ,AIS)指病灶 ≤ 30mm,癌细胞局限于正常肺泡结构内,贴壁式呈鳞屑样生长,无间质、血管或胸膜浸润的小腺癌。AIS 与 AAH 从细胞形态到组织结构有时难以鉴别,并存在一些相似的分子异常改变,如克隆性、多态性及 p53 表达等;二者影像表现类似。研究表明,AAH、AIS 术后 5 年生存率达 100%,几乎无远处转移;而 MIA、IAC 术后 5 年生存率依次递减。对于肺内磨玻璃结节的不同类型推荐不同的治疗手段,诊断为 AIS 一般可选择继续随访,而诊断为 MIA 则需要及时手术切除,防止进一步发展为 IAC 及远处转移。一般随访持续存在的类圆形纯磨玻璃密度中开始出现实性成分,伴有肿瘤血管形成,可考虑病灶由 AIS 转变为 MIA 的可能。

病例一

　　【临床病史】女性,48 岁,胸部 CT 体检发现右肺上叶一枚混杂磨玻璃结节灶。患者一般情况良好,无咳嗽、咳痰,无胸痛等症状。肿瘤指标正常。

　　【影像表现】右肺上叶胸膜下磨玻璃密度结节灶,直径约 6mm,病灶内密度欠均匀,靶扫描示病灶内见小血管穿行,病灶边缘清晰,无分叶征及毛刺征,未见空泡或充气支气管影,毗邻胸膜无凹陷(图 5-20)。

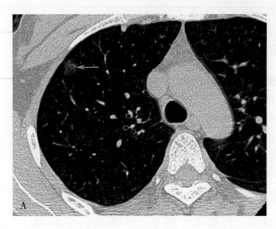
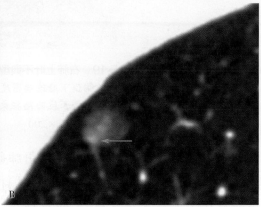

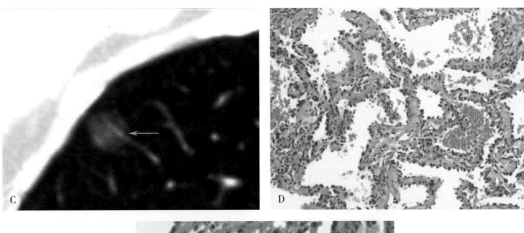

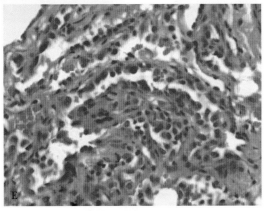

图 5-20　右肺上叶原位腺癌 CT 表现及病理

A. 胸部 CT 横断位示右肺上叶胸膜下一磨玻璃密度结节(箭头),病灶边缘清晰,密度欠均匀;B、C. CT 靶扫描示病灶内可见小血管穿行(箭头);D. 异型肺泡上皮纯贴壁状生长,细胞连续拥挤排列,肺泡隔增宽伴硬化,HE 中倍放大 ×200;E. HE 高倍放大 ×400

【临床处理】经胸腔镜右肺上叶切除术。

【病理结果】(右肺上叶)原位腺癌。

【影像解读】本例病例为类圆形磨玻璃密度结节,边缘光整、清晰,无分叶及毛刺征象,穿行的血管无明显扭曲增粗,毗邻胸膜无牵拉凹陷征象,可考虑为 AIS 或 AAH 可能,这二者单靠 CT 影像表现有时鉴别困难。

病例二

【临床病史】男性,60 岁,患者 5 个月前无明显诱因下出现刺激性咳嗽、咳痰,加重 20 余天,痰为黄色脓痰,量少,易咳出,无痰中带血,外院 CT 提示"右下肺少许感染;左肺下叶结节,建议进一步检查"。目前患者偶尔咳嗽,无咳痰,无胸闷、气闭,无胸痛、咯血,无发热、畏寒,无夜间盗汗。

【影像表现】左肺下叶一枚混杂磨玻璃密度结节灶,大小约 5mm×7mm,密度不均匀,局部少许点状高密度影,边缘稍毛糙,无分叶征,无毛刺征,邻近胸膜无凹陷(图 5-21)。

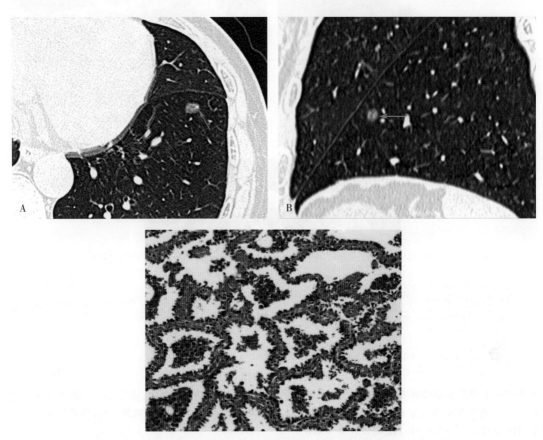

图 5-21　左肺下叶原位腺癌 CT 表现及病理

A、B. 胸部 CT 示左肺下叶见一混杂磨玻璃密度结节灶,其内见点状实性成分(箭头),病灶边缘稍毛糙;
C. 镜下示异型细胞沿完好的肺泡壁生长,细胞核拥挤重叠,HE 中倍放大 ×200

【临床处理】经胸腔镜左肺下叶切除术。

【病理结果】(左肺下叶)原位腺癌。

【影像解读】本例病例为混杂磨玻璃密度结节,其内含有少许实性成分,边缘不光整,需要警惕恶性可能,但术后病理诊断为 AIS,即浸润前病变。AIS 病灶随着肿瘤细胞不断扩增,导致相应的肺泡结构塌陷,在 CT 上可呈混杂密度影,而部分穿行的血管断面也可构成实性成分征象。因此实性成分的判定对于混杂磨玻璃表现的 AIS 及 MIA 鉴别具有重要价值。

病例三

【临床病史】女性,53 岁,胸部 CT 体检发现右肺上叶磨玻璃结节。患者无临床症状,肿瘤指标正常。

【影像表现】右肺上叶后段见一枚磨玻璃结节灶,直径约6mm,边缘光整,无分叶征及毛刺征,病灶与邻近血管关系紧密(图5-22)。

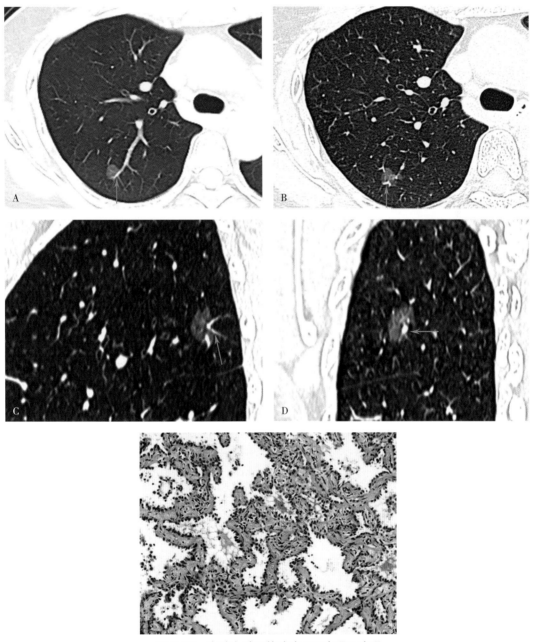

图5-22 右肺上叶原位腺癌CT表现及病理

A.胸部CT示右肺上叶后段磨玻璃结节灶(箭头);B~D.胸部CT靶扫描重建示病灶与周围血管关系紧密(箭头);E.显著不典型腺泡细胞贴壁状生长,核拥挤有重叠,HE中倍放大 ×200

【临床处理】经胸腔镜右肺上叶切除术。

【病理结果】（右肺上叶）原位腺癌。

【影像解读】肿瘤的生长、浸润和转移主要依赖有效的肿瘤血管，对于磨玻璃结节，不同病理类型的肿瘤血管表现有一定的差别。本例病灶边缘靠近一较大血管，靶扫描重建示较大血管分出多条微血管进入肿瘤，但并未构成血管集束征象，病灶边缘光整，术前考虑 AIS，与病理诊断一致。此类病灶最主要的是需要识别肿瘤血管，以此推断病灶发展演变情况。因此，对于肺内孤立的磨玻璃密度结节需要结节靶扫描随访，以便更加细致的观察结节内部情况，为是否需要手术提供更准确的信息。

第九节　微浸润性腺癌

微浸润性腺癌（minimally invasive adenocarcinoma，MIA）是指病灶直径≤30mm、癌细胞以鳞屑样生长方式为主、间质浸润的最大径≤5mm 的小腺癌，一般由 AAH 和 AIS 演变而来，影像表现多为混合密度磨玻璃结节（mGGN）。在 AAH、AIS 演变为 MIA 的过程中，病理提示肿瘤血供逐渐增多，病灶内肿瘤血管增生，影像表现为磨玻璃结节内可出现"结中结""空泡征""充气支气管征""穿行血管增粗征"等征象，边缘出现细短毛刺等征象，尤其以"结中结"最具有特征性。一旦 AAH、AIS 演变为 MIA，其病程将明显加快，浸润生长的实性肿瘤组织明显增多，少部分会迅速演变为 IAC。

病例一

【临床病史】男性，51 岁，胸部 CT 体检发现左肺下叶磨玻璃密度小结节，随访 2 年结节逐渐增大。患者无咳嗽、咳痰等临床症状，实验室检查无殊。

【影像表现】左肺下叶磨玻璃结节灶，直径约 5mm，随访过程中结节逐渐增大至 8mm，结节内实性部分增多，出现"结中结""穿行血管增粗征"等征象（图 5-23）。

【临床处理】经胸腔镜下左肺下叶楔形切除术。

【病理结果】（左肺下叶）微浸润性腺癌。

【影像解读】本例病例为无症状体检发现磨玻璃结节灶，边界清，随着 2 年的随访，病灶逐渐增大，病灶中心实性成分越来越明显，具有典型的"结中结""穿行血管增粗征"等表现，影像符合 MIA 表现。

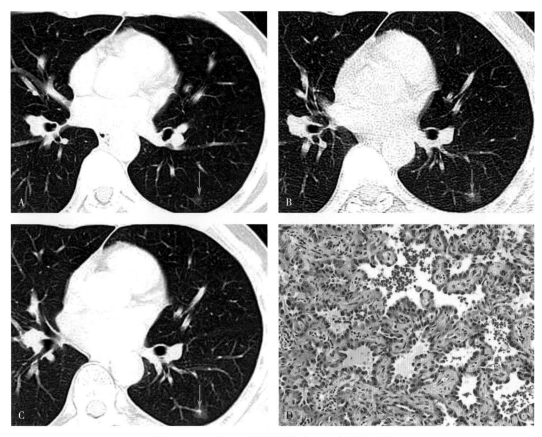

图 5-23　左肺下叶微浸润腺癌 CT 表现及病理

A. 胸部 CT 示左肺下叶磨玻璃小结节（箭头）；B. 同一患者 1 年后复查胸部 CT 示左肺下叶磨玻璃结节增
大，实性成分增加，出现"结中结"（箭头）；C. 同一患者 2 年后复查胸部 CT 示左肺下叶磨玻璃结节实性成
分增多、出现穿行血管增粗征"（箭头）；D. 术后病理肿瘤细胞贴壁状生长为主，图中左侧见浸润性小腺泡结
构，浸润范围小于 5mm，HE 中倍放大 ×200

病例二

【临床病史】女性，55 岁，体检 CT 发现右上肺磨玻璃样结节，无明显咳嗽咳
痰，无心悸、气促，无畏寒、发热等。肿瘤指标正常。

【影像表现】右肺上叶一混杂磨玻璃结节灶，大小约 14mm×12mm，边缘不
光整，可见分叶改变，其内见实性成分及穿行迂曲、稍增粗小血管影（图 5-24）。

【临床处理】选择经胸腔镜下右肺上叶切除术。

【病理结果】（右肺上叶）微浸润性腺癌。

【影像解读】磨玻璃结节大小是诊断恶性病灶的独立因素之一，病灶越大其
恶性可能性越大，病灶越小、密度越均匀，提示良性可能性越大。通常来说病灶
浸润程度越大，其形态越不规则。浸润前病变沿肺泡壁生长，浸润灶相对较小，
形态多为类圆形，而浸润性病变由于肿瘤细胞分化程度不一，内部生长速度不

同,加上肿瘤内部纤维组织收缩牵拉等原因,病灶常表现为不规则形。本例病灶最大径达 14mm,边缘出现分叶,并且其内出现增粗血管,符合 MIA,肿瘤内实性成分进一步增多则可能为 IAC。

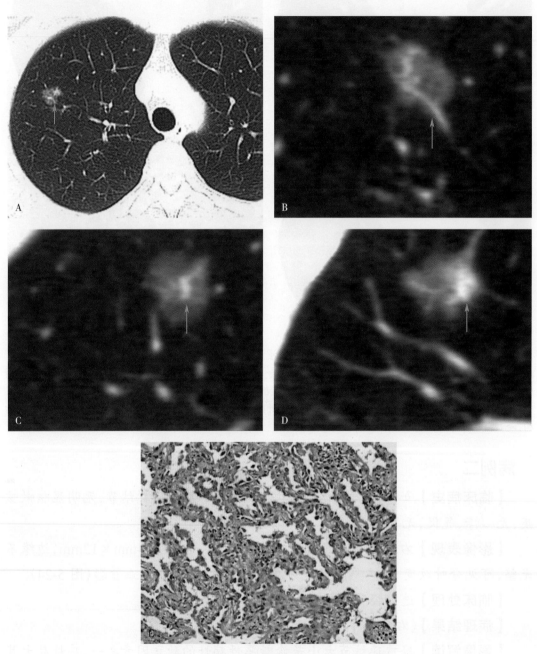

图 5-24　右肺上叶微浸润腺癌 CT 表现及病理

A. 胸部 CT 横断位示右肺上叶一枚含有部分实性成分的混杂磨玻璃密度结节灶(箭头),边缘分叶状改变;B~D. CT 靶扫描重建示病灶内见增粗、迂曲血管影(箭头);E. 术后病理肿瘤细胞贴壁状生长为主,局部呈乳头状结构,其范围小于 5mm,HE 中倍放大 ×200

病例三

【临床病史】男性,58 岁,3 年前外院体检 CT 发现"右上肺结节"(具体不详)。3 年来一直定期随访复查,无明显增大。平素无畏寒、发热,无咳嗽、咳痰,无胸闷、气闭,无胸痛等不适。肿瘤指标正常。

【影像表现】右肺上叶混杂磨玻璃小结节,大小约 6mm×9mm,密度欠均匀,局部见空泡征,边缘毛糙,可见胸膜凹陷征(图 5-25)。

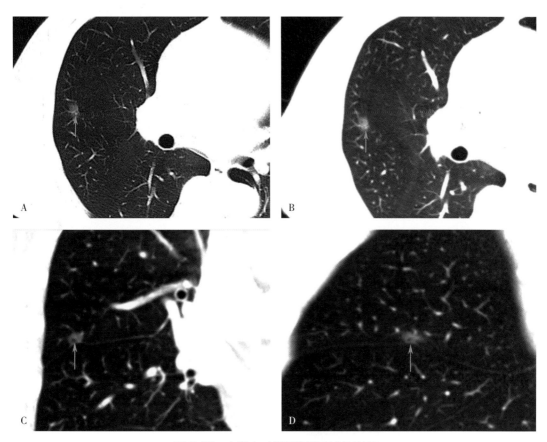

图 5-25　右肺上叶微浸润腺癌 CT 表现

A. 胸部 CT 横断位示右肺上叶见混杂磨玻璃结节灶(箭头);B~D. CT 靶扫描重建示病灶内可见少许实性成分及小空泡影(箭头),边缘毛糙,毗邻胸膜牵拉凹陷

【临床处理】经胸腔镜右肺上叶切除术。

【病理结果】(右肺上叶)微浸润性腺癌。

【影像解读】本例病例出现典型空泡征,实性成分很少,毗邻胸膜牵拉凹陷,病灶周围无卫星灶,符合 MIA。对于肺内磨玻璃结节,在磨玻璃区域出现的空泡征、充气支气管征等对诊断 MIA 具有很高的价值。空泡征、充气支气管征的病

理基础包括：①未被肿瘤组织占据的含气肺泡腔；②未闭合的或扩张的细支气管；③融合、破坏与扩大的肺泡腔。不同于结核、真菌、脓肿等空洞改变。

第十节　浸润性腺癌

浸润性腺癌（invasive adenocarcinoma，IAC）定义为 MIA 病灶内实性成分继续增多，实性范围超过 5mm 的小腺癌。IAC 内实性成分的病理基础与 MIA 一致。IAC 诊断要点：①分叶状实性结节异常强化，中央实性成分 >5mm；②结节边缘出现肿瘤微血管征，出现胸膜凹陷征；③结节周边出现小棘状突起或细毛刺征；④微浸润性腺癌继续生长可致肺泡塌陷，形成不规则的巢状结构，间质有浸润，浸润常 >5mm 或完全呈实性软组织密度的局灶性病灶。

病例一

【临床病史】男性，49 岁，体检 CT 发现右肺上叶混杂磨玻璃密度结节，无胸闷、心悸，无胸痛，无畏寒、发热，无午后潮热、夜间盗汗等症状。肿瘤指标正常。

【影像表现】右肺上叶水平裂旁不规则混杂磨玻璃密度结节，大小约 5mm×8mm，以实性成分为主，边界欠清晰，边缘见毛刺征，毗邻胸膜凹陷征（图 5-26）。

【临床处理】右肺上叶切除术。

【病理结果】（右肺上叶）浸润性腺癌。

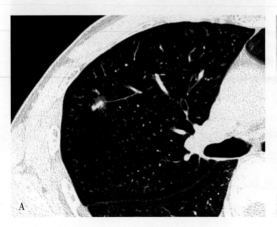
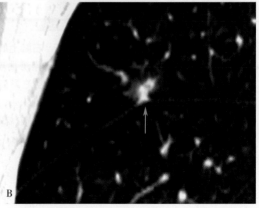

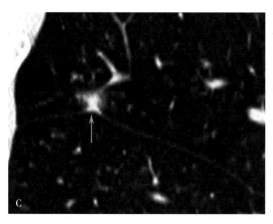
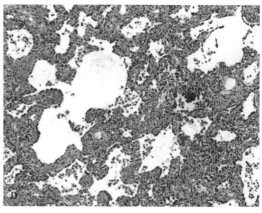

图 5-26　右肺上叶浸润性腺癌 CT 表现及病理

A. CT 靶扫描横断位示右肺上叶水平裂旁见混杂磨玻璃密度结节灶,形态不规则;B、C. CT 靶扫描重建示病灶以实性成分为主,可见分叶及毛刺征,毗邻胸膜凹陷(箭头);D. 术后病理病变处纤维间质明显增生,肺泡隔结构破坏,肺泡腔内见重度异型细胞,HE 中倍放大 ×200

【影像解读】本例病例以实性成分为主,可见分叶征、毛刺征、胸膜凹陷征,具有多个恶性征象,诊断为 IAC,与术后病理相符。IAC 浸润程度较 MIA 高,侵袭力明显增强,更容易出现分叶征、毛刺征、血管集束征、空气支气管征、空泡征等。而 AAH、AIS 浸润程度低,很少出现此类征象。

病例二

【临床病史】男性,54 岁,胸部 CT 体检发现右肺上叶混杂磨玻璃密度结节。患者无咳嗽、咳痰等临床症状,肿瘤指标正常。

【影像表现】右肺上叶胸膜下一混杂磨玻璃密度结节,大小约 17mm×13mm,密度不均匀,边缘见分叶及毛刺,邻近胸膜牵拉(图 5-27)。

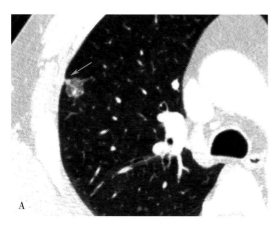
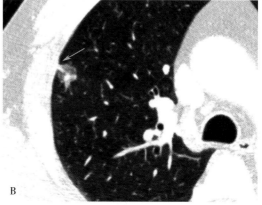

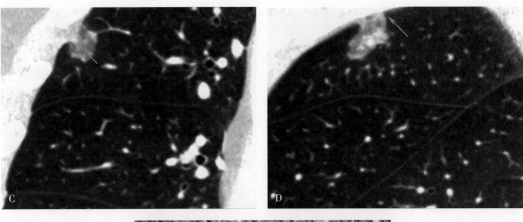

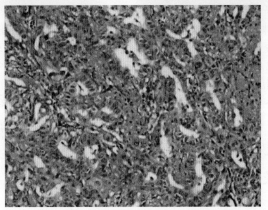

图 5-27 右肺上叶浸润性腺癌 CT 表现及病理

A~D. 胸部 CT 靶扫描示右肺上叶胸膜下见一混杂磨玻璃密度结节,其可见较多实性成分,边缘见分叶及毛刺,邻近胸膜牵拉(箭头);E. 术后病理镜下示肿瘤细胞柱状,呈不规则腺管状结构,间质纤维组织增生,HE中倍放大 ×200

【临床处理】右肺上叶切除术。

【病理结果】(右肺上叶)浸润性腺癌。

【影像解读】本例病例属于密度偏高的混杂磨玻璃密度结节,最大径达 17mm,病灶出现分叶、毛刺,以及胸膜粘连,高度提示 IAC。GGN 病灶边缘征象可反映其潜在的病理性质,其中分叶征系由于病灶各部生长速度不均所致,毛刺征为肿瘤向支气管、血管或小叶间隔浸润而形成。如病灶边缘出现分叶、毛刺征,常提示其恶性程度较高。病灶直径是评估肿瘤 T 分期的关键指标,通常越大分期越晚,IAC 可能性越大。CT 值是评估 GGN 病理性浸润的预测因素之一,随着病变浸润程度的增加,肿瘤细胞与肿瘤组织密集度上升,肿瘤性肺泡腔内脱落细胞集聚增多,空气含气量减少,CT 值相应增高。

病例三

【临床病史】男性,63 岁,因胸闷 2 个月来院查胸部 CT,发现左肺下叶不规则混杂磨玻璃结节灶。患者无咳嗽、咳痰、发热等临床症状。

【影像表现】左肺下叶不规则混杂磨玻璃结节,大小约 19mm×13mm,其内见空泡征,部分细支气管牵拉扩张,病灶内出现血管"移动 - 联通"征象,邻近胸膜牵拉改变(图 5-28)。

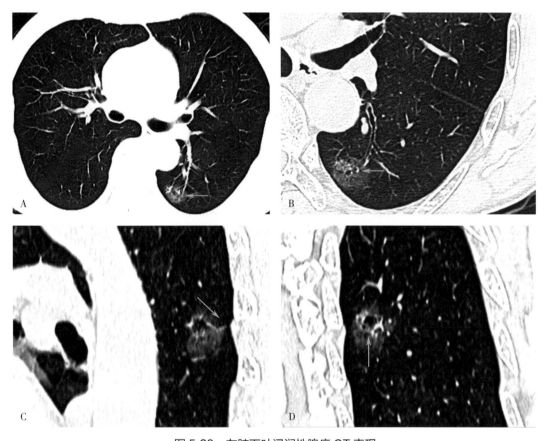

图 5-28　左肺下叶浸润性腺癌 CT 表现

A~D. 胸部 CT 靶扫描示左肺下叶背段一混杂磨玻璃结节灶,病灶密度不均匀,其内见血管"移动 - 联通"征象(图 A 箭头),空泡影(图 B 箭头),毗邻胸膜少许牵拉(图 C 箭头),局部细小支气管牵拉扩张(图 D 箭头)

【临床处理】经胸腔镜左肺下叶切除术。

【病理结果】(左肺下叶)浸润性腺癌。

【影像解读】IAC 肿瘤血管形成并浸润生长,肿瘤实性成分逐步增多,形成部分实性结节,出现血管"移动 - 联通"征象。肿瘤组织向血管支气管鞘或小叶间隔生长,瘤体内纤维组织增生或瘢痕形成,牵拉邻近血管向瘤体集中,从而形成血管集束征。空泡征是早期周围型肺癌的重要征象,常见于瘤体的中央区域,少数可在边缘,呈点状低密度影,多为 1~3mm,一个或多个,边界清。而结核病灶出现的"空泡"常在肿块内侧,注意与空洞鉴别。本例病灶空泡位于肿瘤中央区域,病灶周边无卫星灶,结核可能性不大,首先考虑 IAC。

第十一节　隐匿性肺癌

隐匿性肺癌(occult lung cancer)是肺癌的一种特殊形式,因其体积小或存在部位不寻常等原因,又缺乏典型的肺癌临床症状和体征,常常被漏诊、误诊。隐蔽部位通常在肺尖、肺门区、支气管内、奇静脉食管窝、脊椎旁、心影后、膈肌后或上、胸膜缘及胸水遮盖等处。《中国原发性肺癌诊疗规范(2015 年版)》中强调了胸部 CT 筛查可发现早期周围型小肺癌的重要性。但是常规 CT 筛查对早期微小的中央型肺癌如小细胞癌等容易漏诊。而 PET/CT 能够从病灶的形态和代谢水平两方面反映病灶的特征,准确地提供患者的病灶解剖定位,对隐匿性肺癌的早发现、TNM 分期及治疗有着重要的价值,对于不能明确定性者可进一步支气管镜或穿刺活检,以免耽误患者诊治,贻误病情。另外某些肿瘤标志物异常具有提示作用,如小细胞肺癌:胃泌素释放肽前体(Pro-GRP)、神经特异性烯醇化酶(NSE);肺腺癌:癌胚抗原(CEA);肺鳞癌:细胞角蛋白 19 片段、鳞状细胞癌抗原(SCC)等。隐匿性肺癌的早发现、早诊断、早治疗能够显著提高患者的 5 年生存率,临床上有刺激性咳嗽、痰中带血或伴有胸痛、年龄在 45 岁以上、有较长期吸烟病史患者,应及时行 CT 检查并定期随访,观察气管、支气管管壁情况,警惕隐匿部位病变存在肺癌的可能。

病例一

【临床病史】男性,66 岁,20 余天前出现咳嗽,呈阵发性,不剧,呈干咳,无鼻塞流涕,无发热、咯血等不适,自服"阿奇霉素"治疗无好转。近期有痰中带血,咳嗽较前加重,无其他明显不适。既往嗜烟 40 余年。肿标:前列腺特异性抗原 4.730ng/ml,糖类抗原 CA199 50.1U/ml,细胞角蛋白 19 片段 35.7ng/ml。

【影像表现】2015—2017 年 CT 多次随访发现左肺下叶支气管壁逐渐增厚伴管腔狭窄(图 5-29A~C),本次 CT 提示左肺下叶前内基底段支气管闭塞(图

5-29D),伴周围软组织影,轻度不均匀强化,周围阻塞性炎症改变,纵隔内多发肿大淋巴结伴不均匀强化(图 5-29E、F)。PET/CT 示左肺下叶软组织病灶 FDG 高摄取(图 5-30A、B),考虑恶性肿瘤,纵隔多发淋巴结肿大转移(图 5-30C、D)。

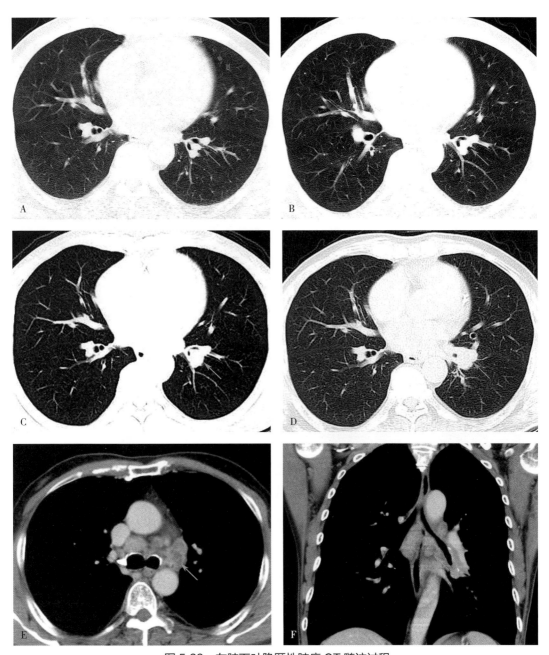

图 5-29 左肺下叶隐匿性肺癌 CT 随访过程

A. 2015-05-19 CT 示左肺下叶支气管腔正常走行,管壁增厚不明显(箭头);B. 2016-09-18 CT 示左肺下叶支气管腔略狭窄,管壁局部增厚(箭头);C. 2017-04-12 CT 示左肺下叶支气管腔狭窄变细,管壁增厚呈结节状(箭头);D. 本次 CT 示左肺下叶支气管腔狭窄闭塞,管壁增厚明显(箭头);E、F. 纵隔窗及冠状位提示纵隔多发淋巴结肿大(箭头)

某，3cm结节状软组织密度影，边缘较光整、局部有浅分叶征，病灶内密度均匀。PET/CT示病灶 FDG 摄取增高，SUV值约 10，恶性可能性大。手术病理证实为肺腺癌（如图5-21）。

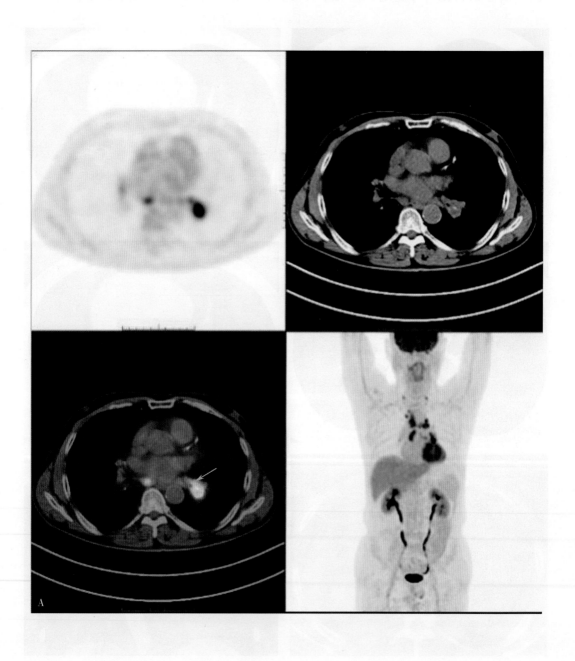

A

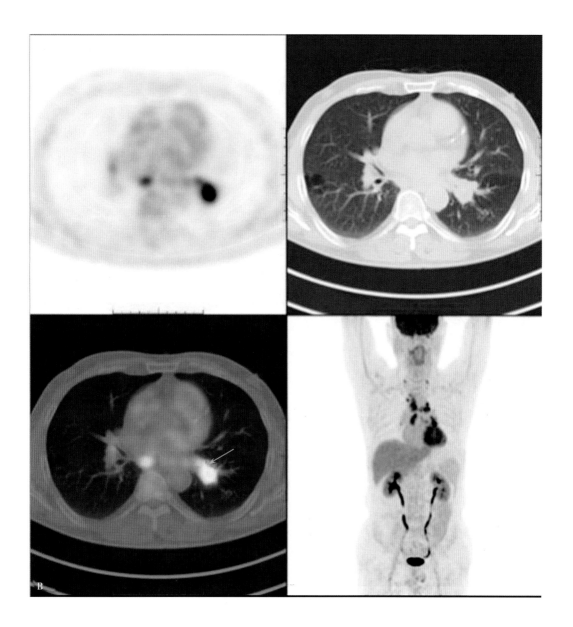

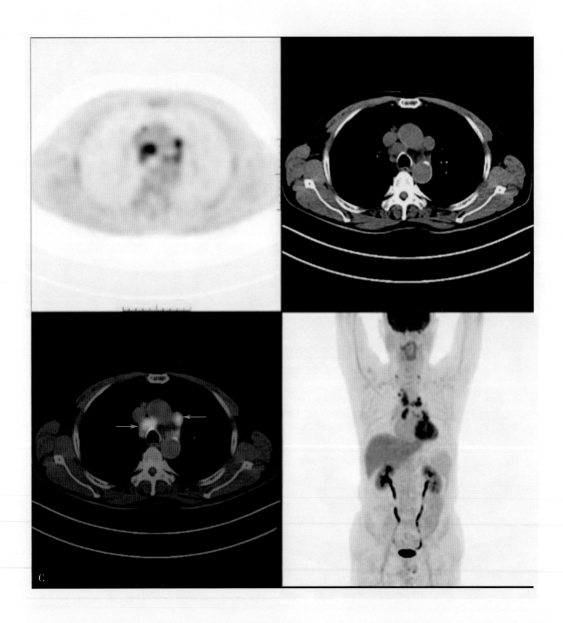

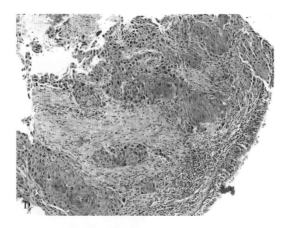

图 5-30　左肺下叶隐匿性肺癌 PET/CT 表现及病理

A、B. 左肺下叶病灶,FDG 高摄取(箭头);C. 纵隔肿大淋巴结 FDG 高摄取(箭头);

D. 癌细胞多角形呈不规则团块状结构,局部角化珠形成,HE 低倍放大 ×100

【临床处理】气管镜下活检术。

【病理结果】(左肺下叶)中分化鳞状细胞癌。

【影像解读】本例病变隐匿于支气管腔内,多次 CT 随访仅仅表现为局限性支气管腔变窄,管壁逐渐增厚,不仔细观察非常容易漏诊。结合近期临床症状出现痰中带血,CT 提示病灶有增大合并周围阻塞性炎症,实验室检查提示细胞角蛋白 19 片段升高,考虑隐匿性肺鳞癌可能性较大。PET/CT 评估判断原发灶位于左肺下叶,呈现 FDG 高摄取,并出现纵隔淋巴结转移,最终活检病理证实为鳞癌。

病例二

【临床病史】男性,52 岁,体检发现 CEA 持续性升高,偶有咳嗽,无痰血,无畏寒发热,既往有吸烟史多年,无饮酒习惯。当地医院行肺 CT、胃肠镜检查均未见异常征象,进一步 PET/CT 检查明确诊断。

【影像表现】右肺下叶近肺门处局部支气管壁稍增厚伴小结节,呈 FDG 高摄取(图 5-31A、B),周围未见磨玻璃渗出及实变影。气管隆突下淋巴结肿大伴 FDG 高摄取,多发骨骼 FDG 高摄取(图 5-31C),未见明确骨质破坏。PET/CT 诊断:右肺下叶支气管近肺门处肺癌,气管隆突下淋巴结肿大转移,全身多发骨转移。

【临床处理】气管镜下活检术。

【病理结果】(右肺下叶)小细胞肺癌(图 5-31D)。

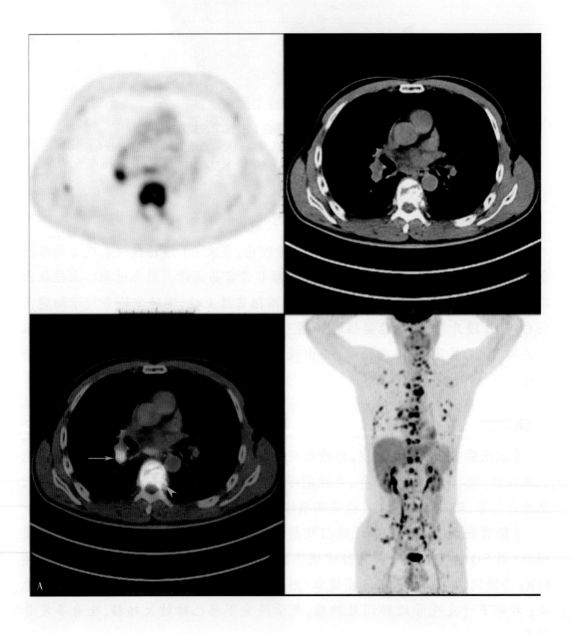

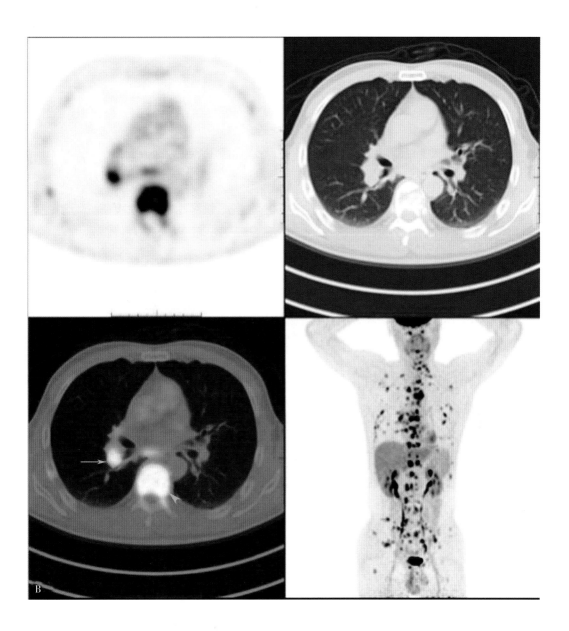

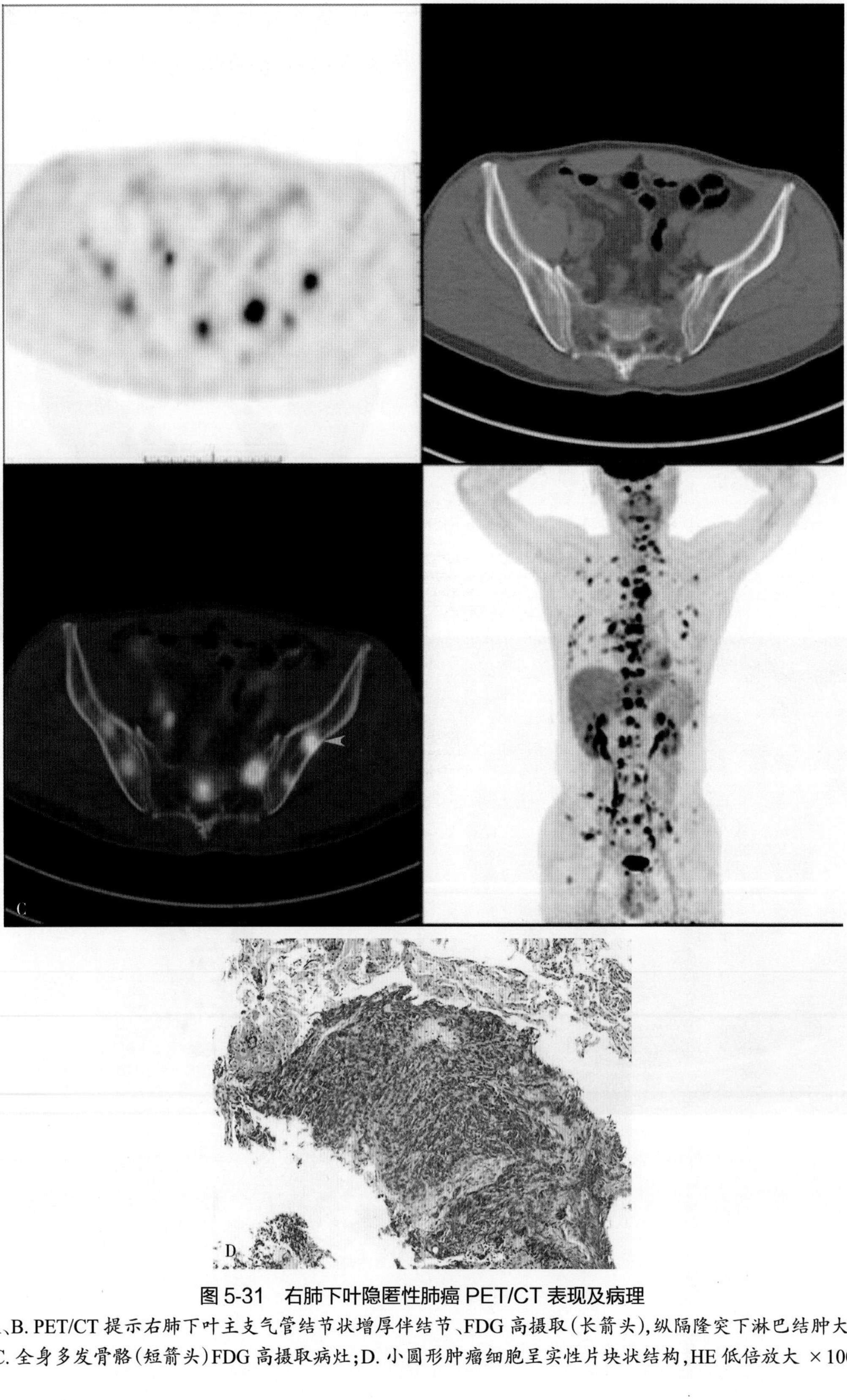

图 5-31 右肺下叶隐匿性肺癌 PET/CT 表现及病理

A、B. PET/CT 提示右肺下叶主支气管结节状增厚伴结节、FDG 高摄取(长箭头),纵隔隆突下淋巴结肿大;
C. 全身多发骨骼(短箭头)FDG 高摄取病灶;D. 小圆形肿瘤细胞呈实性片块状结构,HE 低倍放大 ×100

【影像解读】本例病例外院 CT 体检阴性，胃肠镜检查阴性，临床症状不明显，因血 CEA 持续升高就诊，予 PET/CT 检查查找原发病灶，发现全身多发骨骼呈 FDG 高摄取，提示骨转移，隐匿性肺癌部位位于右肺下叶支气管壁，病理最终证实为小细胞肺癌。本例为典型的原发灶小、但出现广泛转移的肺癌案例。小细胞癌恶性程度较高，早期容易转移，PET/CT 对全身综合评估、判断临床分期及疗效预后具有明显优势，能够显著提高早期隐匿性肺癌的诊断。

病例三

【临床病史】男性，59 岁，1 个月前无明显诱因下出现发热、头痛，发热呈间歇性，不伴有寒颤，体温最高达 39℃，无恶心、呕吐。当地诊所抗炎治疗无明显好转。3 天前头痛明显加重，有时头痛难以忍受。既往嗜烟 30 余年。实验室检查：细胞角蛋白 19 片段 5.2ng/ml，余肿瘤标志物正常。白细胞 13.5×10^9/L，中性粒细胞绝对值 11.8×10^9/L。

【影像表现】颅脑 MRI 提示：左侧颞叶结节，在 T_1WI 上呈等低信号（图 5-32A），在 T_2WI 上呈中央混杂稍高信号（图 5-32B），内信号不均，周边呈等低信号，周围大片状水肿信号，FLAIR 病灶呈不均匀高低混杂信号，中央及周边局部呈低信号（图 5-32C），DWI 以高信号为主，局部少量低信号（图 5-32D），未见明确脓腔样病灶，增强扫描病灶不均匀环状强化（图 5-32E、F），边缘厚薄不一，中央局部絮状强化，未见明确坏死囊变区。PET/CT 提示：左肺上叶支气管开口管壁局部结节状增厚，FDG 代谢增高（图 5-33A、B），考虑隐匿性肺癌；左锁骨上区、纵隔气管隆突前方及左肺门淋巴结肿大（图 5-33C、D），FDG 代谢增高，考虑转移。胸部增强 CT 提示：左肺上叶支气管开口管壁局部结节状增厚，内缘不规整，支气管腔稍变窄，轻度不均匀强化（图 5-34A~C）。

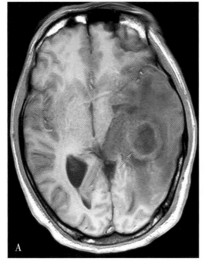 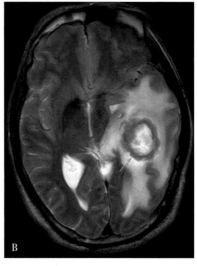

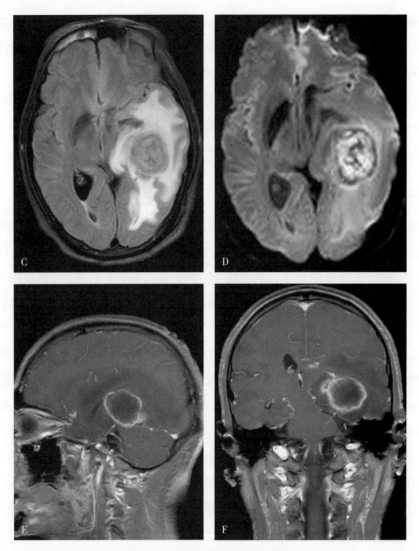

图 5-32 左侧颞叶转移 MR 表现

A. T$_1$WI 病灶中央呈低信号,边缘呈等信号(箭头),周围片状低信号水肿带;B. T$_2$WI 病灶中央混杂高信号,边缘等低信号(箭头);C. FLAIR 病灶不均匀高低混杂信号,中央及边缘局部低信号(箭头);D. DWI 以高信号为主,中央及边缘局部低信号(箭头);E、F. 矢状位、冠状位增强扫描病灶不均匀环状明显强化,边缘厚薄不一(箭头),中央亦见少许絮状强化

【临床处理】患者脑内病灶术后证实为腺癌转移,全身评估后放化疗及靶向治疗。

【病理结果】(左颞叶)转移性低分化腺癌(图 5-34D)。免疫组化:CK7$^+$、CK8/18$^+$、CK19$^+$、P63$^-$、NapsinA$^-$、TTF-1$^-$、CDX-2$^-$、CK20$^-$、Hep$^-$、AFP 弱阳性、Ki-67$^+$(约 70%)。

【影像解读】本例病例临床症状以头痛、发热为首症,MRI 发现脑内占位性病变,胸部 CT 平扫未见明确肺部肿块,临床考虑脑脓肿或脑胶质瘤,外科手术病理证实为转移性腺癌,为进一步求证,行 PET/CT 及增强 CT 检查,仔细阅片后发现左肺门支气管壁存在隐匿性肺癌,另外出现左锁骨上区、纵隔气管隆突前方及左肺门淋巴结肿大转移。该病灶因体积较小、普通 CT 扫描与血管影重叠难以区别,很容易漏诊,往往需要薄层增强 CT 或其他检查进行鉴别,PET/CT 因隐匿性肺癌病灶常出现 FDG 高摄取,而且能够发现其他转移灶有助于临床分期及治疗。

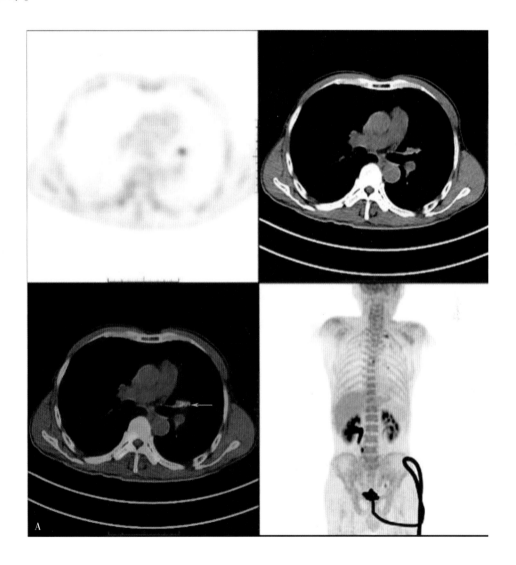

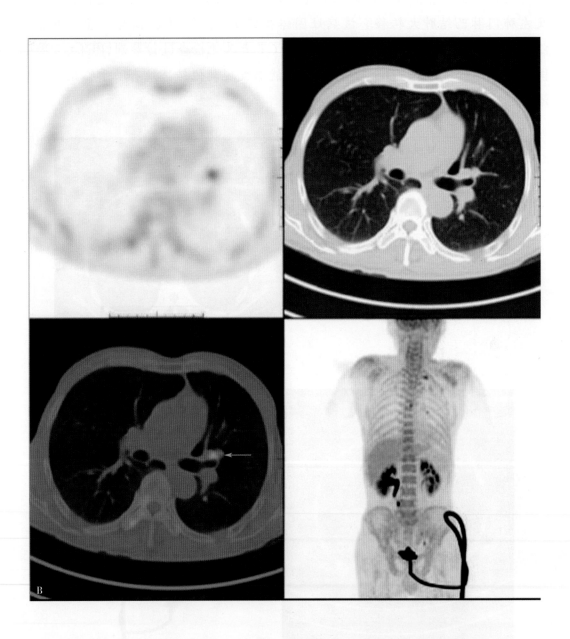

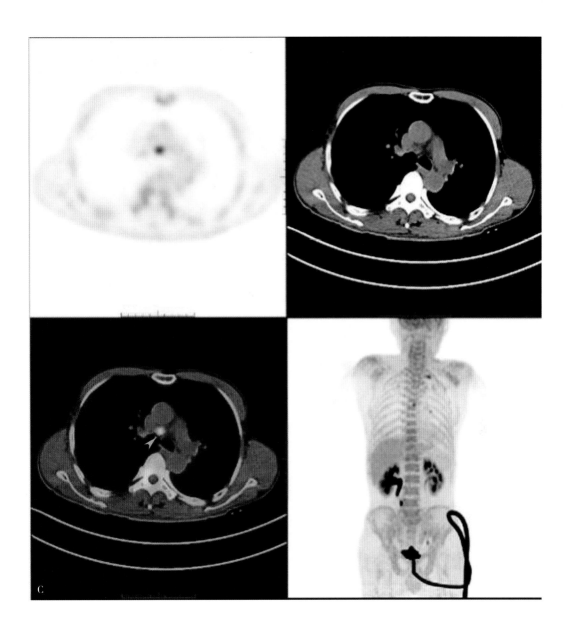

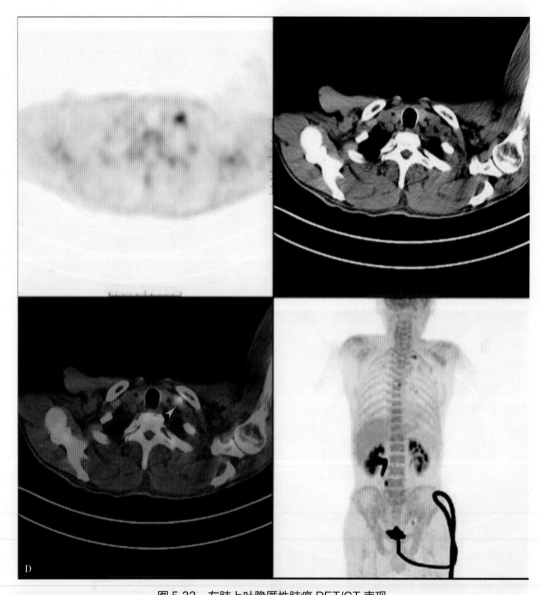

图 5-33　左肺上叶隐匿性肺癌 PET/CT 表现
A、B. PET/CT 提示左肺上叶主支气管壁（长箭头）局部增厚伴 FDG 高摄取；C、D. 纵隔气管隆突前方及左肺
门、左锁骨上淋巴结 FDG 高摄取（短箭头）

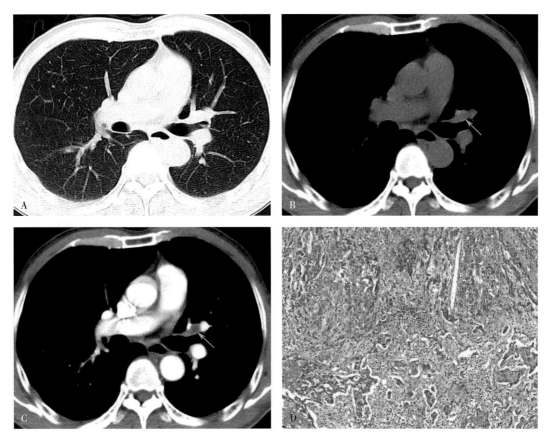

图 5-34　左肺上叶隐匿性肺癌 CT 表现及病理

A~C. 胸部增强 CT 示左肺上叶主支气管开口（箭头）局部管壁增厚伴小结节，不均匀强化；

D. 癌细胞呈大小不等团块状、腺泡状、条索状结构，HE 低倍放大 ×100

第十二节　肺瘢痕癌

　　肺瘢痕癌（pulmonary scar cancer，PSC）是一种继发于肺基础性疾病的恶性肿瘤，是瘢痕组织内及其周围的细支气管 - 肺泡上皮异型增生和癌变的一种特殊类型的周围型肺癌。本病临床上少见，年龄 >60 岁的老年患者居多，可起源于肺结核、肺部慢性炎症（慢性支气管炎、肺脓肿、支气管扩张）、肺梗死、机化性肺炎、尘肺、硅肺、外伤或其他病变遗留的瘢痕，尤以肺结核病灶基础上发生最为多见，病因可能是由于瘢痕组织引起的淋巴管阻塞，使致癌物质滞留并聚集于瘢痕区，进而导致增生癌变，或是在上述疾病导致的肺部瘢痕基础上，长期反复的损伤和修复过程，刺激局部的支气管及肺泡上皮，终致局部组织发生不典型增生或癌变。肺瘢痕癌患者临床症状轻微或无症状,病理上以腺癌多见。纤维化瘢痕癌与结核病灶好发部位一致,多位于两肺上叶及下叶背段,早期表现类似而经常被忽视或漏诊。硅肺纤维化引起的瘢痕癌少见,与并发于肺结核的瘢痕癌类似,没有特异性。肺瘢痕癌与肺瘢痕病灶的影像学鉴别需要长时间 CT 随访观察,对病灶形态、大小、密度和位置变化的对比,有时与原有瘢痕组织位置重叠隐匿,且临床表现无明显特征性,容易误诊、漏诊。良性瘢痕灶常呈长毛刺、浅分叶表现,边缘清楚光整,肿块内支气管可扭曲,但一般通畅,无不规则狭窄或截断,CT 强化程度较弱,经短期治疗后可缩小、甚至消失。瘢痕恶变时表现为不规则软组织结节或肿块,可出现深分叶征、短毛刺、空泡征等恶性征象,癌灶位于胸膜下时容易出现胸膜凹陷、皱缩,增强扫描不均匀强化,有时可见新生肿瘤血管。另外,在陈旧性结核或纤维化病灶出现模糊影、肺门区不规则瘢痕组织伴局限性肺气肿时,需要警惕 PSC 的可能。

病例一

【临床病史】男性,62 岁,1 个月前出现咳嗽,咳少量白痰,偶有右胸痛不适,无咯血、发热等不适。既往有嗜烟 30 余年,已戒烟 1 年。实验室相关检查:CA72-4 26.3U/ml,鳞状细胞抗原(SCC)15.3ng/ml,细胞角蛋白 19 片段 19.7ng/ml,神经元特异性烯醇化酶 39.3ng/ml。CRP 正常,白细胞 12.0×10^9/L。

【影像表现】胸部 CT 见右肺上叶散在斑点、条索灶(图 5-35A、B),边缘清楚,周围散在卫星灶,无明显毛刺结节或肿块,邻近胸膜局部肥厚牵拉,表现为陈旧性结核灶。1 年后 CT 复查发现,右肺上叶软组织团块(图 5-35C),边缘分叶及毛刺,不规则,内见空洞影,边缘局部钙化(图 5-35D),周围见散在陈旧性纤维增殖灶,邻近胸膜牵拉肥厚。

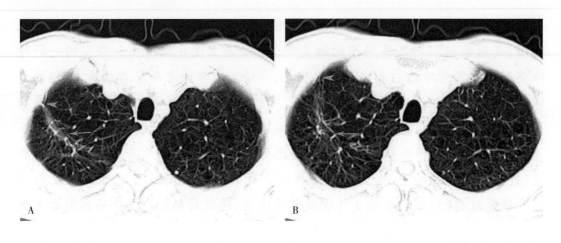

A   B

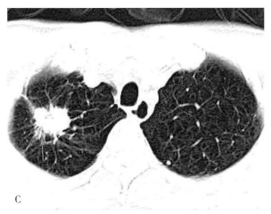
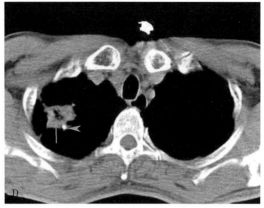
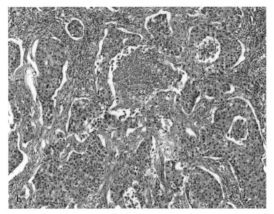

图 5-35　右肺上叶瘢痕癌 CT 随访过程及病理

A、B. 右肺上叶散在斑点、条索灶（长箭头），边界清，周围散在卫星灶，邻近胸膜肥厚（短箭头）；C. 1 年后复查，CT 肺窗示右肺上叶不规则结节灶，边缘毛糙，伴分叶及毛刺（长箭头）；D. 纵隔窗示右肺上叶不规则结节灶，密度不均，可见空洞（长箭头）及偏心性钙化（短箭头），邻近胸膜牵拉肥厚；E. 瘤细胞核大深染，胞质嗜酸性，可见核分裂象，瘤细胞排列成不规则巢状

【临床处理】右肺上叶切除术。

【病理结果】（右肺上叶）中分化鳞状细胞癌（图 5-35E）。

【影像解读】本例病例为中老年男性患者，有吸烟、陈旧性肺结核病史，纤维化病灶位于右肺上叶，1 年随访后病灶增大形成软组织结节，边缘分叶、不规则，内见偏心性钙化及不规则空洞，毗邻胸膜牵拉肥厚。本例 1 年随访变化较快，出现不规则软组织密度结节，考虑瘢痕癌，病理最终证实为鳞癌。对于 45 岁以上的肺结核、慢性阻塞性肺疾病（尤其是有长期吸烟病史）患者，需要定期 CT 随访动态观察，并定期查痰中结核菌、痰脱落细胞学检查、肿瘤标志物筛查等，排查有无瘢痕癌存在的可能。当原有的纤维化区域出现软组织结节 / 肿块时，容易诊断瘢痕癌；但当原有的陈旧性结核灶内出现软性的比较模糊的小条片灶、钙化灶移位、纵隔或肺门淋巴结肿大时，在有效的抗结核治疗过程中肺部病灶如继续增大,或出现新病灶,或发展较快形成肺不张,或反复阻塞性肺炎,胸水增多等情况时,勿简单断定为结核复发、病情进展,要警惕瘢痕癌的存在。

病例二

【临床病史】男性,60岁,患者2个月前在家中受凉后出现咳嗽、咳痰,以刺激性干咳为主,白天较剧,偶咳少量白痰,伴咽痒,偶感胸闷、乏力不适,活动后为主,休息后可缓解,当地诊所保守治疗(具体不详)症状仍有反复发作。半月前咳嗽、咳痰较前增多,伴有痰中带血,色鲜红,量不多,偶感胸闷、乏力不适。既往有糖尿病史多年,"硅肺"病史18年。实验室检查:鳞状细胞抗原(SCC)2.8ng/ml,胃泌素释放肽前体64.8pg/ml。CRP 15mg/L,白细胞$6.2×10^9$/L,血沉28.0mm/h。

【影像表现】胸部CT示两肺多发粟粒、结节影,局部融合成斑片影,符合硅肺表现,但右肺上叶近肺门处一病灶(图5-36A)边缘毛糙,出现分叶、毛刺,1年后复查略有增大(图5-36B),右侧斜裂有牵拉凹陷表现。3年后CT复查发现右肺上叶支气管开口闭塞,周围见不规则软组织肿块(图5-36C),边缘毛刺分叶,密度不均,可见空洞形成(图5-36D),右肺上叶阻塞性炎症表现,毗邻胸膜受累侵犯。

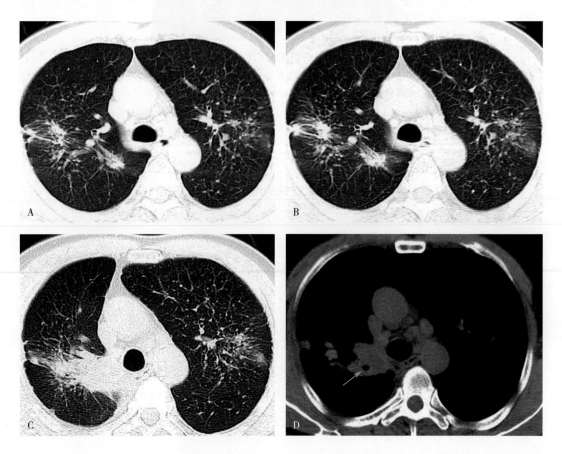

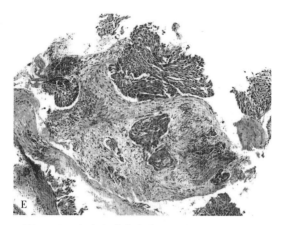

图 5-36 右肺上叶瘢痕癌 CT 随访过程及病理

A. 胸部 CT 两肺多发粟粒、小结节,局部条索状改变,其中右肺上叶病灶边缘毛糙、可见分叶、毛刺(箭头);
B. 1 年后右肺上叶结节稍有增大,边缘毛刺更明显,毗邻斜裂有牵拉凹陷(箭头);C、D. 3 年后 CT 提示右肺上叶病灶显著增大呈团块状,内密度不均,可见空洞,毗邻胸膜受累侵犯(箭头);E. 病理图示癌细胞排列呈大小不等团块状结构,HE 低倍放大 ×100

【临床处理】气管镜下活检术。

【病理结果】(右肺上叶)鳞状细胞癌(图 5-36E)。

【影像解读】本例病例既往有硅肺病史 18 年,前面两次 CT 肺部表现为硅肺样病变,未注意到右肺上叶病灶的形态、大小变化,忽视了瘢痕癌的存在,3 年后病灶增大形成软组织肿块,伴周围阻塞性炎症,最终活检证实为鳞癌。因此,对于硅肺或其他尘肺患者,在 CT 动态随访的过程中,需注意观察硅肺纤维化或陈旧性病灶周边,甚至矽结节大小、形态、密度的变化,有无分叶、毛刺、空泡、胸膜凹陷等恶性征象。当原有的纤维灶区域在近几年同一部位反复出现炎症,如出现软性的比较模糊的条片灶,需要短期 CT 动态随访观察,一旦病灶出现增大变实,或出现分叶、毛刺征、空泡征、胸膜凹陷征,或伴有周围阻塞性炎症,需要考虑瘢痕癌的存在。

第十三节 小细胞肺癌

小细胞肺癌(small cell lung cancer,SCLC)是起源于支气管及细支气管黏膜上皮及黏膜下腺体的神经内分泌嗜银细胞,是肺神经内分泌肿瘤中恶性程度最高的亚型。SCLC 多发中老年人,男性吸烟患者多见。常见临床症状为咳嗽、咳痰、胸痛、体重下降等。SCLC 多隐匿发病,早期不容易诊断,症状期短,往往发现都是中晚期，手术效果差，但对放化疗敏感。影像上周围型多见，有学者认为其侵袭迅速，向中央型扩展。SCLC 病灶密度偏低，生长均衡，少见钙化、空洞，有"腊肠征"，膨胀性生长趋势，体积可以很大，但支气管腔狭窄相对较轻，甚至不闭，阻塞性肺炎、肺不张较少见；SCLC 早期血供差，破坏力不如鳞癌，可有"血管漂浮征""包绕征"（沿支气管内伸展、包绕）、"尾巴征"（为癌组织沿支气管延伸的方式），但其侵袭力强，癌细胞沿着淋巴管道顺行性转移多见，有"母灶小，子灶大"的特点，且较早发生远处转移，常见肝脏、肾上腺及骨转移。中央型 SCLC 起源于段及段以上支气管，多以向管腔外发展为主，CT 表现为肺门纺锤形肿块，沿长轴进展，部分与肿大淋巴结相互融合，导致"冰冻纵隔"或"纵隔固定"等征象。周围型 SCLC 多为小病灶，沿支气管黏膜下蔓延浸润，形成类圆形、梭形或腊肠状，边缘多无明显毛刺，密度均匀，周围可有毛玻璃影及"尾巴征"征象，薄层 CT 可显示沿淋巴管扩散的小转移灶及局部小叶间隔增厚。

SCLC 临床诊断需综合评估，典型的 CT 表现容易诊断，但多数病灶表现为原发灶小、隐匿，而以大转移为主要表现，早期精准诊断缺乏特异性，可密切结合病史及其他实验室检查，如血清中神经元特异性烯醇化酶（NSE）、胃泌素释放前体（ProGRPd）等，另外早期 PET/CT 筛查隐匿性小细胞肺癌并活检证实，有助于明确 TNM 分期及确定治疗方案，提高患者生存率。

病例一

【临床病史】男性，48 岁，2 个月前体检发现左肺上叶结节影，当时有胸闷不适感，偶有咳嗽，无痰血，无畏寒高热，考虑感染性病变可能，予口服"消炎药"（具体不详）1 疗程后复查未见明显好转。目前患者自觉少许左胸部刺痛，性质较轻微。既往有吸烟史多年，无饮酒习惯。实验室检查：神经元特异性烯醇化酶 25.1ng/ml，铁蛋白 292.7ng/ml，胃泌素释放肽前体 736.4pg/ml，白细胞 5.8×10^9/L。

【影像表现】1 年前 CT 体检肺窗两肺未见明显异常病灶（图 5-37A）。本次 CT 发现左肺上叶不规则结节，近肺门侧沿支气管长轴走行呈长段鼠尾状狭窄（图 5-37B），局部呈"腊肠"样生长，密度均匀（图 5-37C），无坏死、空洞及钙化病灶，周围未见明显卫星病灶，增强扫描均质强化，邻近胸膜未见牵拉凹陷表现，左肺门淋巴结肿大伴轻度强化（图 5-37D），左肺动脉未见受累。PET/CT 提示左肺上叶结节呈 FDG 高摄取，以远侧部为著（图 5-38A、B），周围片絮状磨玻璃渗出改变（为穿刺后所致），左肺门淋巴结肿大转移。

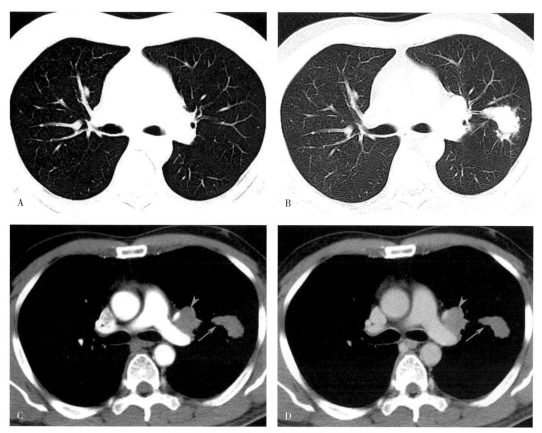

图 5-37　左肺上叶小细胞肺癌 CT 表现

A. 既往 1 年前体检 CT 肺内无明显异常；B~D. 本次增强 CT 提示左肺上叶"腊肠"样结节，密度均匀，近端沿支气管长轴走行呈长段鼠尾状狭窄，"尾巴征"（长箭头），增强扫描均质强化，左肺门（短箭头）淋巴结肿大伴轻度强化，左肺动脉未见充盈缺损

【**临床处理**】左肺结节穿刺活检术。

【**病理结果**】（左肺上叶）小细胞肺癌（图 5-38C）。免疫组化：CK$^+$、EMA$^+$、P40$^-$、TTF1$^+$、Syn$^+$、CgA$^+$、CD56$^+$、Ki-67$^+$（约 60%）。

【**影像解读**】本例病例有长期吸烟史，定期年度 CT 常规体检未见异常，本次隐匿发病，出现左上肺周围型不规则结节，CT 提示典型的肺门侧"尾巴征"，"腊肠"样生长，密度均匀，未见坏死、钙化，未见明确阻塞性肺炎、肺不张，但出现同侧肺门淋巴结肿大，PET/CT 显示左上肺病灶及左肺门淋巴结均呈 FDG 高摄取，结合白细胞不高，神经元特异性烯醇化酶（NSE）、胃泌素释放前体（ProGRPd）升高，符合周围型 SCLC 伴左肺门淋巴结转移诊断，病理最终活检证实为 SCLC。

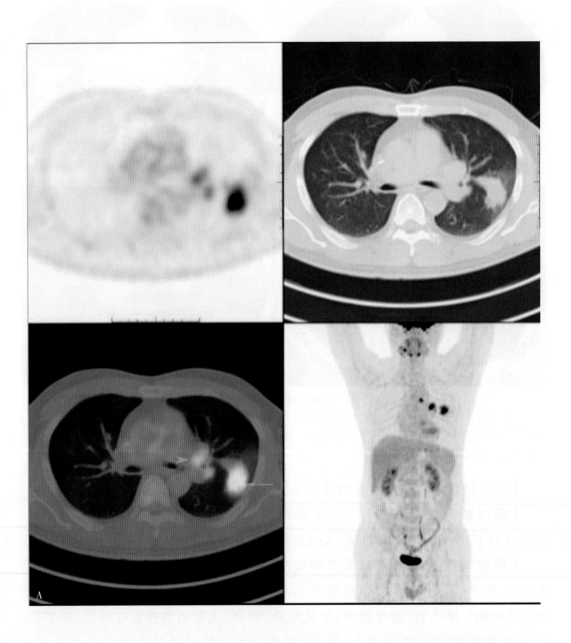

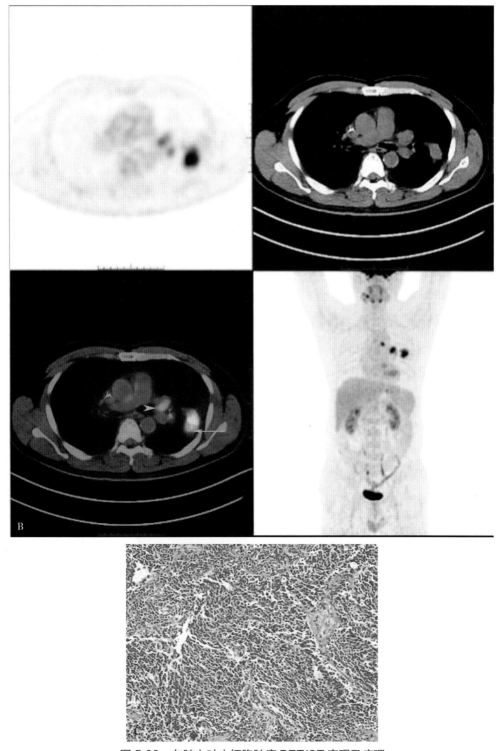

图 5-38 左肺上叶小细胞肺癌 PET/CT 表现及病理

A、B. PET/CT 提示左肺上叶病灶（长箭头）呈 FDG 高摄取，以远侧部为著，肺门侧"尾巴征"，周围片絮状穿刺后渗出改变，左肺门（短箭头）增大淋巴结 FDG 高摄取；C. 病理图示瘤细胞卵圆形到短梭形，染色质细腻而致密，核深染，含极少量胞质，弥漫分布，HE 中倍放大 ×200

病例二

【临床病史】男性,51 岁,1 个月前出现咳嗽,无咳痰,无痰中带血,无咯血,当时未重视,未诊治。20 余天前出现声音嘶哑,仍有咳嗽,无其他不适。既往嗜烟 30 余年。实验室检查:神经元特异性烯醇化酶 19.9ng/ml,铁蛋白 320.8ng/ml,胃泌素释放肽前体 201.7pg/ml,白细胞 10.6×10^9/L。

【影像表现】CT 提示左肺下叶背段支气管狭窄、闭塞(图 5-39A),周围可见腊肠样软组织病灶(图 5-39B~D),密度相对均匀,未见钙化、空洞,局部向纵隔内突出,与纵隔及毗邻血管分界不清,轻度强化,周围阻塞性炎症较少,左肺门及左纵隔多发淋巴结肿大(图 5-39E),局部融合,轻度强化,左下肺动脉见条状低密度充盈缺损(图 5-39F)。PET/CT 提示左肺下叶背段近肺门旁病灶 FDG 高摄取(图 5-40A、B),腊肠样外观,毗邻左下肺动脉走行区条状 FDG 高摄取灶,考虑左肺癌伴左下肺动脉癌栓形成,左肺门及左纵隔淋巴结转移。

【临床处理】气管镜活检术。

【病理结果】(左肺下叶)小细胞肺癌(图 5-40C)。

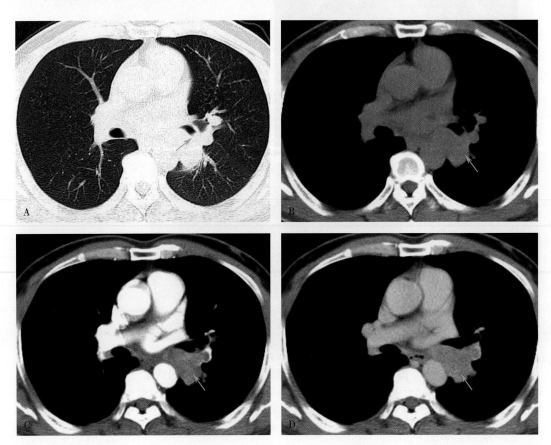

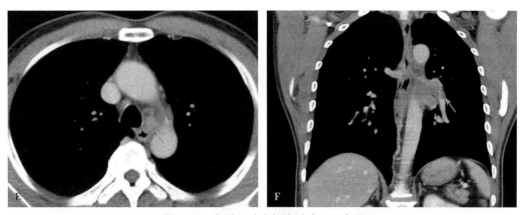

图 5-39 左肺下叶小细胞肺癌 CT 表现

A.肺窗提示左肺下叶背段支气管狭窄、闭塞(箭头),周围无明显阻塞性肺炎征象;B~D.左肺下叶腊肠样软组织肿块(箭头),密度相对均匀,轻度强化,局部向纵隔内突出;E.轴位提示纵隔多发淋巴结轻度肿大(箭头),不均匀强化;F.冠状位 CT 提示左下肺动脉走行区见条状低密度充盈缺损(箭头)

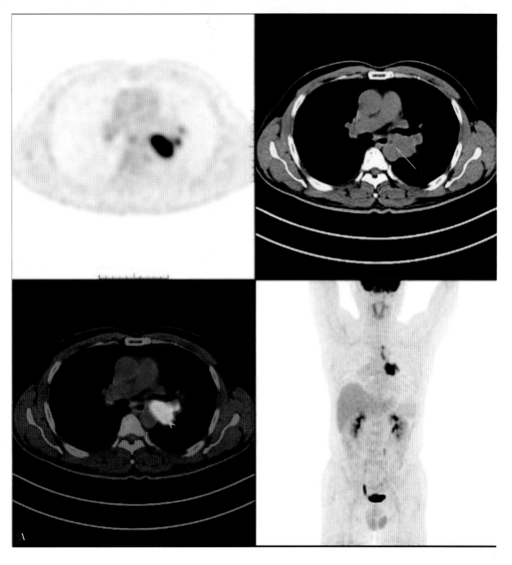

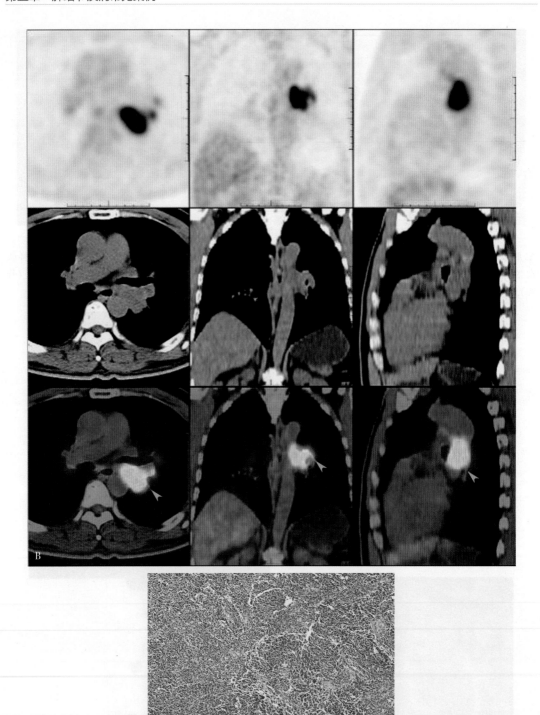

图 5-40 左肺下叶小细胞肺癌 PET/CT 表现及病理

A. 左肺下叶背段支气管腔狭窄闭塞（长箭头），周围软组织病灶密度不均，FDG 呈高摄取（短箭头）；B. 左下肺动脉走行区条状 FDG 高摄取灶（短箭头）；C. 病理切片见淋巴样癌细胞密集弥漫排列，局部成巢趋势，间质富含纤维脉管索，HE 低倍放大 ×100

【影像解读】本例病例有长期吸烟病史,神经元特异性烯醇化酶(NSE)、胃泌素释放前体(ProGRPd)指标升高,临床有咳嗽及声音嘶哑,症状期短,CT 表现为左肺门腊肠样软组织病灶,膨胀性生长趋势,密度相对均匀,无明显坏死、钙化,向管外发展,左主支气管受累狭窄,但阻塞性炎症少,与纵隔淋巴结分界不清伴融合,类似纵隔固定表现,侵袭力强,并侵犯左肺动脉伴癌栓形成,最终病理证实为SCLC。

病例三

【临床病史】男性,59 岁,1 个月前无明显诱因下出现左锁骨上区淋巴结肿大,伴干咳,偶有胸闷气促。既往嗜烟 30 余年,嗜酒 20 年。实验室检查:神经元特异性烯醇化酶 159.3ng/ml,胃泌素释放肽前体 217.8pg/ml。

【影像表现】CT 提示左肺上叶支气管开口闭塞(图 5-41A),周围软组织病变强化不均(图 5-41B~D),左上肺实变、不张,两肺门、纵隔、锁骨上区多发淋巴结肿大(图 5-41E),融合成团块,呈"冰冻纵隔"样改变,边界不清,周围血管受压变细(图 5-41F),心包、左侧胸膜受累。PET/CT 提示:左肺上叶开口闭塞,周围软组织病灶呈 FDG 高摄取,两肺门、纵隔、锁骨上区多发淋巴结肿大转移(图5-42A、B),呈典型"大转移"特点,毗邻血管受压包埋,心包、左侧胸膜增厚累及。

【临床处理】左锁骨上淋巴结活检术。

【病理结果】(左锁骨上淋巴结)符合小细胞癌转移(图 5-42C)。免疫组化:CgA$^+$、Syn$^+$、CD56$^+$、CK5/6$^-$、P40$^-$、NapsinA$^-$、TTF-1$^-$、34βE12$^-$、LCA$^-$、Ki-67$^+$(约70%),原位杂交:EBER$^-$。

【影像解读】本例病例既往有长期吸烟史,结合 NSE、ProGRPd 水平升高,影像上表现为中央型小病灶大转移,纵隔、肺门淋巴结肿大相互融合,典型"冰冻纵隔"征象,并出现胸膜、心包侵犯及远处淋巴结转移,但周围血管未见侵犯,仅表现为受压推移,符合典型中央型 SCLC 伴转移。值得注意的是,淋巴瘤亦表现为多发淋巴结肿大伴融合,包绕血管,但无典型"冰冻纵隔"表现,肺内浸润时出现实变可见支气管充气征,而多无支气管狭窄闭塞表现,强化相对较 SCLC 弱,其中黏膜相关性淋巴瘤肺内病灶周围常见磨玻璃密度,临床可有不明原因发热、血清中神经元特异性烯醇化酶(NSE)多无明显增高等。本例已属于晚期病例,出现了左上肺阻塞性不张,还需与中央型鳞癌伴转移鉴别,本例左肺门原发灶较淋巴结转移灶小,未见明确坏死、空洞形成,周围血管未见侵犯,不符合典型鳞癌特点。

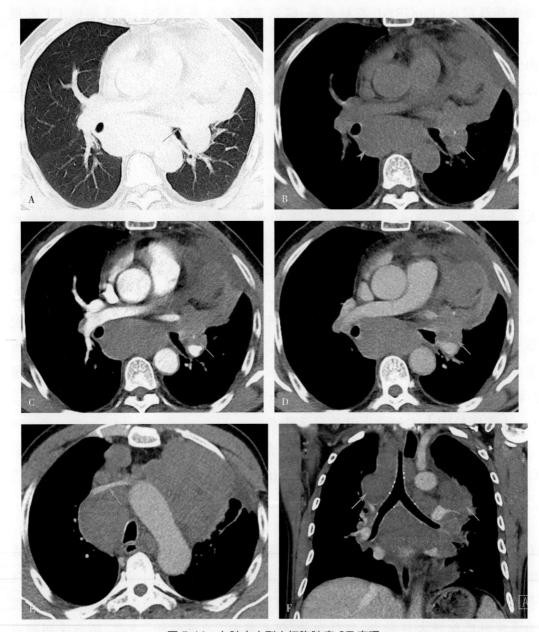

图 5-41　左肺中央型小细胞肺癌 CT 表现

A.左肺上叶主支气管开口闭塞(长箭头);B~D.增强左肺上叶主支气管周围形成软组织病灶(长箭头),边界不清,轻度不均匀强化,左上肺实变、不张,心包、左侧胸膜受累,纵隔淋巴结肿大(短箭头);E.轴位平扫上腔静脉受压变细(长箭头),纵隔多发淋巴结肿大;F.冠状位 CT 提示两肺门、纵隔多发淋巴结肿大(长箭头),融合成团,边界不清,呈"冰冻纵隔"样改变

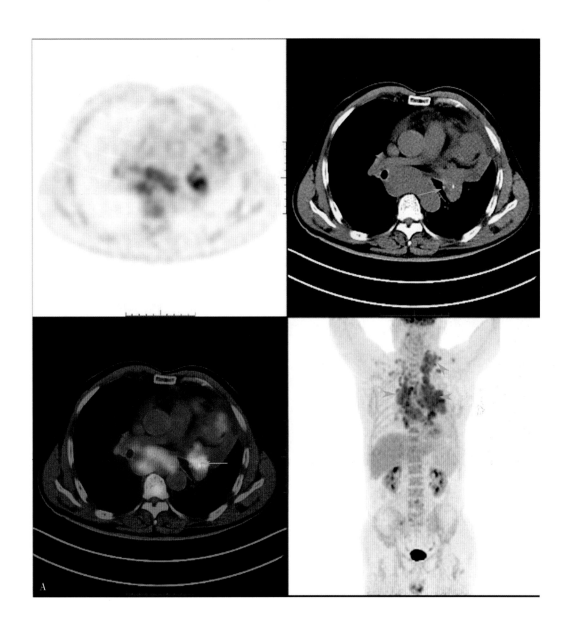

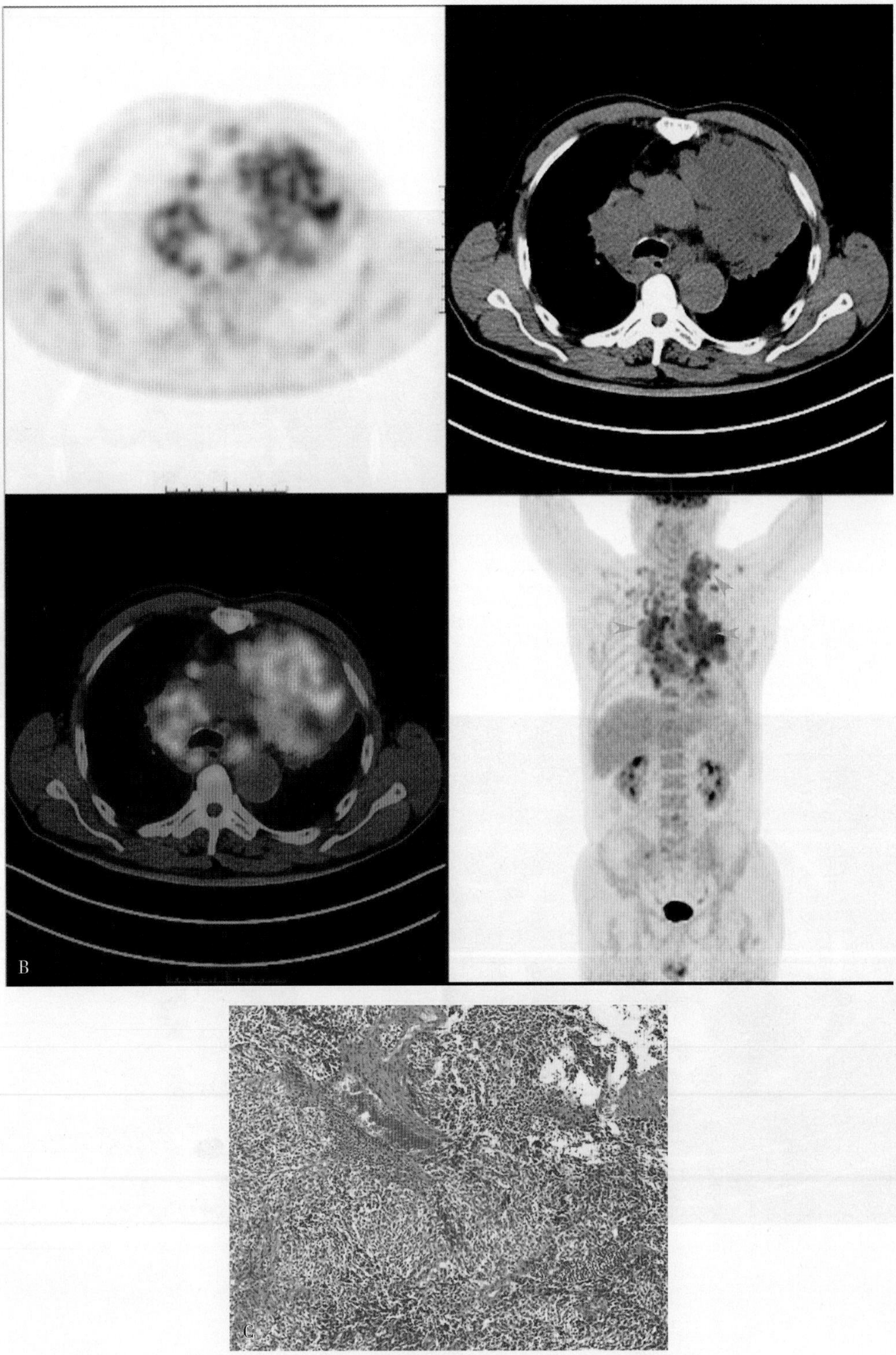

图 5-42　左肺中央型小细胞肺癌 PET/CT 表现及病理

A、B. 左肺上叶开口闭塞,周围软组织病灶呈 FDG 高摄取(长箭头),两肺门、纵隔、锁骨上区多发淋巴结肿
大融合伴 FDG 高摄取(短箭头),呈典型"大转移"特点,毗邻血管受压包埋;C. 左锁骨上病灶病理切片见小
圆形肿瘤细胞呈不规则实性片块状结构,HE 低倍放大 ×100

第十四节　肺 转 移 瘤

　　肺是转移瘤的好发脏器,原发恶性肿瘤向肺内转移的途径有血行转移、淋巴道转移和肿瘤直接侵犯,以血行转移最为常见。乳腺、结肠、肾脏、子宫及头颈部是最常见的原发肿瘤部位,其中以绒毛膜癌、骨肉瘤、睾丸肿瘤、黑色素瘤、尤因肉瘤和甲状腺癌最多见。向肺内直接转移的原发肿瘤多为胸膜、胸壁及纵隔的恶性肿瘤。肺转移瘤初期无任何症状,后期临床表现为咳嗽、呼吸困难、胸闷、咯血和胸痛等。

　　根据转移途径具有不同影像学特征。血行转移:瘤栓到达肺小动脉及毛细血管后,浸润并穿过血管壁,在肺周围间质及肺泡内生长,形成肺转移瘤。影像表现为病灶多发,分布以中下肺和肺外围多见,可达胸膜下最边缘的肺组织,大小不一,小的可呈粟粒样,轮廓清楚锐利。淋巴道转移:肿瘤细胞穿过血管壁侵入周围淋巴管,形成多发的小结节病灶,常发生于支气管血管束周围、小叶间隔及胸膜下间质,并通过淋巴管在肺内播散。影像表现为肺门向肺内放射状排列的线状或索条状阴影,外围纹理增粗,尤以两下肺多见;小叶间隔呈串珠状改变或不规则增粗,Kerley 线易于观察;胸腔积液的出现是提示癌性淋巴管炎的重要征象;肺门及纵隔淋巴结肿大。

病例一

　　【临床病史】男性,39 岁,肝癌介入术后 6 个月,来院复诊。

　　【影像表现】两肺多发大小不一小结节,密度均匀,边缘光整,未见分叶、毛刺改变(图 5-43)。

　　【临床处理】放化疗联合治疗。

　　【最终诊断】肝癌伴两肺转移。

　　【影像解读】本例患者具有原发肝癌病史,肺内多发小结节,根据一元论应首先考虑肝癌伴肺内多发转移。肺转移瘤需与肺结核、硅肺、肺炎、真菌病、胶原病、结节病等鉴别。部分淋巴道转移的支气管血管束均匀增粗,需与间质性肺水肿鉴别,而支气管血管束及小叶间隔结节状增粗需与结节病鉴别。

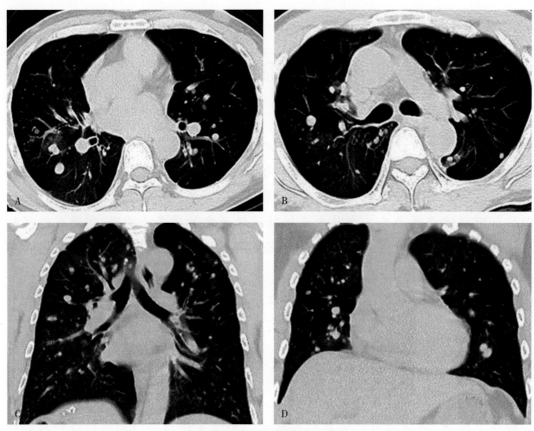

图 5-43　两肺转移瘤 CT 表现

A~D. 两肺多发大小不一小结节, 密度均匀, 边缘光整, 未见分叶、毛刺

病例二

【临床病史】男性,46 岁,确诊肺癌,来院复查。近期无发热,一般情况尚可。

【影像表现】两肺多发大小不一小结节,部分病灶可见分叶毛刺,并牵拉胸膜(图 5-44)。

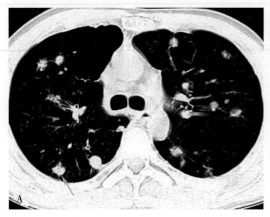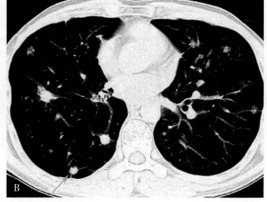

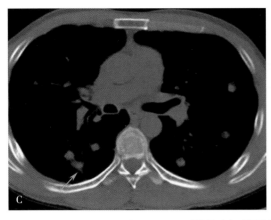
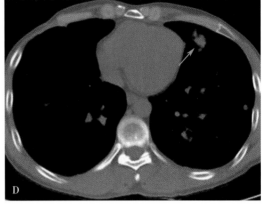

图 5-44　两肺转移瘤 CT 表现

A~D.两肺多发大小不一小结节,部分病灶可见分叶毛刺,并牵拉胸膜(箭头)

【临床处理】化疗,或者根据基因检测选择合适的靶向药物治疗和免疫治疗。

【最终诊断】肺癌伴肺内多发转移。

【影像解读】肺癌转移到肺的途径主要是血道、淋巴道,据文献报道存在经支气管播散。血行播散一般表现为肺内多发大小不等结节影;淋巴道转移影像表现为支气管血管束不规则结节状增厚,小叶间隔增厚呈串珠状等改变。本例患者确诊肺癌病史,两肺内多发小结节,符合肺癌伴肺内多发转移。

病例三

【临床病史】女性,54 岁,子宫内膜癌伴全身转移化疗后复查。

【影像表现】两肺多发结节,其内见空洞形成,化疗后病灶明显缩小(图 5-45)。

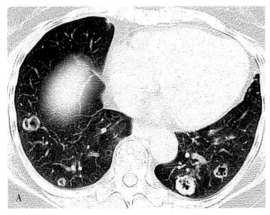
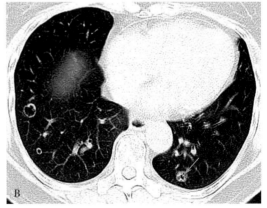

图 5-45　两肺转移瘤 CT 表现

A、B.两肺多发结节,其内见空洞形成,化疗后病灶明显缩小(箭头)

【临床处理】放化疗联合治疗。

【临床诊断】(两肺)转移瘤。

【影像解读】本例患者子宫内膜癌明确,两肺多发结节伴空洞,化疗后复查病灶明显缩小好转,符合转移瘤表现。需要鉴别结核、真菌病、韦格纳肉芽肿等。肺结核空洞好发于上叶尖后段与下叶背段,病变多样,常有卫星病灶;真菌病以肺曲霉菌病空洞结节多见,而曲霉菌病空洞结节和韦格纳肉芽肿易出现"晕征"等特点,本例病变结合临床病史诊断不难。

第十五节 肺神经内分泌肿瘤

肺神经内分泌肿瘤(pulmonary neuroendocrine cells,PNEC):包括典型类癌、不典型类癌、小细胞癌、大细胞癌等,肺神经内分泌肿瘤占所有肺肿瘤的15%~20%。起源于支气管及细支气管上皮的 Kulchitsky 细胞,根据肿瘤发生部位及特点可分为中央型和周围型。中央型多见,约占85%,其中75%起源于叶支气管,10%起源于主支气管;周围型占15%。①中央型:表现为肺门区孤立性类圆形肿块,体积较小,边缘光滑,密度均匀,可向气管内外生长,可伴有阻塞性肺炎及肺不张;②周围型:肺内单发结节状或类圆形肿块,体积一般较大,可呈分叶状,边缘光滑,密度均匀;③肿瘤钙化较为常见,液化、坏死及囊变少见;④增强扫描多数呈明显均匀强化,少数不典型类癌可表现为不均匀强化或不强化。可分四种类型:

1. **典型类癌(TC)** 此型多表现为中央型,病灶向支气管内生长,形成突入管腔的息肉样肿物,边缘光整,是具有相对良性的生物学行为,病程发展慢,预后较好,术后5年生存率可高达100%。TC 侵袭性小,直径一般 <2.5cm。很少发生局部淋巴结转移。

2. **不典型类癌(AC)** 又称恶性类癌,此型多表现为周围型,通常来源于细支气管,也有研究认为此型多位于胸膜下肺实质内,与支气管无解剖学关系。具有侵袭性生物学行为,淋巴转移多见,术后5年生存率为69%。AC 侵袭性较大,好发于肺野周围,50% 患者有局部淋巴结转移,1/3 患者可远处转移至肝脏、骨骼和脑。

3. **小细胞肺癌(SCLC)** 多为中老年,与吸烟密切相关,男女比例约 4:1,

约占支气管癌的 20%,92%~95% 为中央型,是肺癌中恶性程度最高的一种。临床症状明显,多有咳嗽、胸闷、胸痛、血痰等症状。影像学表现为支气管壁增厚,突然截断,远端支气管黏液栓形成或阻塞性炎症、肺不张等,位于外周常为结节或肿块状,可见坏死区。

4. **大细胞神经内分泌癌(LCNEC)** 常发生于老年人,与吸烟密切相关,周围型多见。约占所有肺原发肿瘤的 10%。临床主要表现为咳嗽、痰中带血。影像学表现为肺外周结节或肿块,肿瘤多数较大,可伴有空洞形成,类似腺癌。

病例一

【临床病史】女性,75 岁,无任何症状及不适,体检发现左肺结节。肿瘤标志物常规筛查(女性):细胞角蛋白 19 片段 4.0ng/ml ↑,神经元特异性烯醇化酶 21.2ng/ml ↑,其他指标均正常。

【影像表现】左肺上叶舌段一小结节,密度均匀,内无钙化及空洞,边缘清楚,无分叶、毛刺及脐凹征,周围未见卫星病灶(图 5-46)。

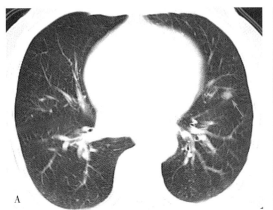
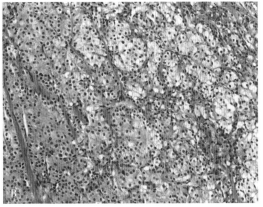

图 5-46 左肺上叶类癌 CT 表现及病理

A. 左肺上叶舌段小结节影(箭头),密度均匀,边缘清楚;B. 肿瘤细胞立方形或多角形,大小一致,部分细胞胞质透亮,未查见核分裂,呈器官样结构,HE 中倍放大 ×200

【临床处理】手术切除。

【病理结果】(左肺上叶)类癌,免疫组化:CK$^+$、Syn$^+$、CD56$^+$、CgA$^+$、TTF-1$^+$、Ki-67$^+$(<1%)。

【影像解读】本病例体检偶然发现小结节,发现早,无症状,当时作为 IAC 进行手术,平时神经内分泌肿瘤大多在产生明显症状后就医才发现,发现较晚,病灶往往比较大,所以对早期、小病灶神经内分泌肿瘤诊断存在困难。当发现肺内小结节,密度均匀,边缘光整,无分叶及毛刺时,随访中如有增大,要想到此病可能。

病例二

【临床病史】女性,54 岁,左侧胸痛 2 个月,患者咳嗽、咳痰 5 天,无畏寒、发热,无咯血,无午后潮热、夜间盗汗,无声音嘶哑、吞咽困难。肿瘤标志物:糖类抗原 CA125 37.0U/ml ↑。

【影像表现】左肺下叶不规则肿块,边缘可见深分叶及脐凹征,无毛刺,内见不规则高密度钙化,未见坏死及空洞,边缘清楚,增强扫描实性部分明显均匀强化(图 5-47)。

【临床处理】手术切除。

【病理结果】(左肺下叶)神经内分泌肿瘤,结合形态及免疫组化,符合不典型类癌伴骨化(AC)。免疫组化:CK^+、Vim^-、CgA^+、Syn 弱阳性、$CD56^-$、$TTF-1^-$、$NapsinA^-$、$CK7^-$、$Ki-67^+$(约 3%)。

【影像解读】本例患者发现晚,肿块较大,形态不规则,边缘可见深分叶及脐凹征,内见不规则高密度钙化,未见坏死及空洞,增强扫描实性部分明显均匀强化,边缘清楚,邻近肺组织局部受压膨胀不全。

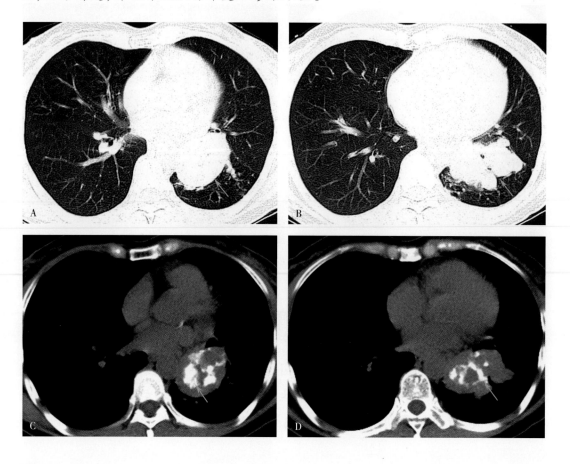

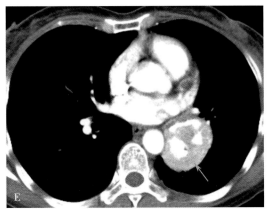

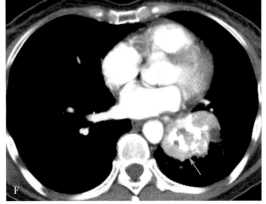

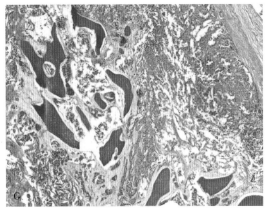

图 5-47 左肺下叶神经内分泌肿瘤 CT 表现及病理

A、B. CT 肺窗轴位示左肺下叶不规则肿块,边缘可见深分叶及脐凹征,无毛刺(箭头);C、D. CT 轴位纵隔窗示其内见斑块状钙化,边缘清楚(箭头);E、F. 增强扫描肿块实质部分明显强化(箭头);G. 实性团巢状肿瘤组织中见纤维组织增生胶原化及骨化,HE 低倍放大 ×40

第十六节 硬化性肺泡细胞瘤

硬化性肺泡细胞瘤(pulmonary sclerosing pneumocytoma,PSP)是一种较为少见的肺良性肿瘤,曾命名硬化性血管瘤,以往命名较混乱,将其归为肺炎性假瘤。在 WHO(2015 版)肺肿瘤的新分类中将其正式命名为硬化性肺泡细胞瘤,归类为腺瘤,多数学者认为其来源肺泡Ⅱ型上皮细胞。

PSP 好发于中年女性,40~60 岁多见,临床症状不明显,少数患者有咳嗽、咳痰等症状,肿瘤生长缓慢。镜下形态主要有两种细胞(圆形细胞及立方细胞),病理结构有四种成分(血管瘤样区、乳头状区、实性区及硬化区)。影像表现为肺内孤立性结节或肿块影,大小各异,分中央型和周围型,周围型居多,边缘光滑,少数病灶可见浅分叶、钙化。CT征象主要有"贴边血管征""晕征""空气新月征""肺动脉为主征""假包膜征"及"尾征"等,薄层CT可观察病灶内部有界限清楚的高、低密度之分。增强扫描大多呈中度至明显不均匀强化,表现为高密度区强化明显,低密度区基本不强化,为点状或局灶样低密度。强化方式由其病理成分中不同比例分布而强化不一。其中"空气新月征"较具特征性,表现为病变周围新月形无肺纹理透亮区,可能由肿瘤致气道变形、气体潴留引起,不随体位改变。"贴边血管征"表现为病变边缘明显强化的点状血管断面或弯曲血管影。"肺动脉为主征"表现为患侧近肺门处肺动脉管径较对侧增粗。"晕征"表现为病灶周围半月形或扇形磨玻璃影,代表病灶微出血。"尾征"多表现为肿瘤边缘指向肺门的尾状突起,可能是肿瘤对肺门血管有生长趋向性。

病例一

【临床病史】男性,50岁,咳嗽咳痰2周,为黄白痰,痰量中等,伴发热,感畏寒、寒战,体温最高达39.4℃,当地医院CT提示"两肺下叶感染性病变,左肺下叶肿块",抗炎治疗后咳嗽咳痰好转。目前患者无头晕、头痛,无胸痛、咯血,无鼻塞、流涕,无声音嘶哑,无吞咽困难,无腹痛、腹胀,无全身皮疹,血常规基本正常,肿瘤标志物正常。

【影像表现】左肺下叶一椭圆形肿块,边缘光整,密度欠均匀,周围无明显卫星病灶,增强扫描病灶不均匀显著强化,高强化周围见界限清楚低密度不强化区(图5-48)。

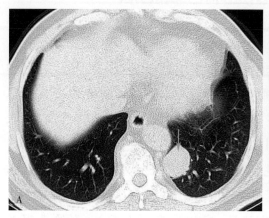
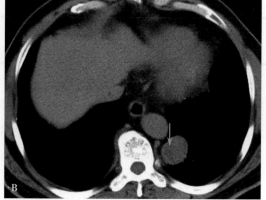

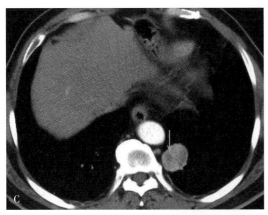
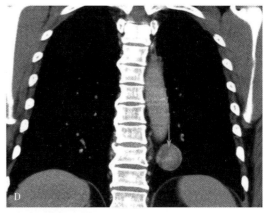

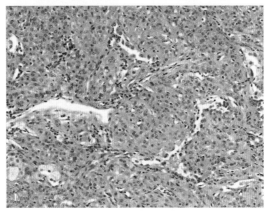

图 5-48　左肺下叶硬化性肺细胞瘤 CT 表现及病理

A、B. 胸部 CT 示左肺下叶见一椭圆形肿块,边缘光整,密度欠均匀,周围无明显卫星病灶;C、D. 增强扫描病灶明显强化,内局部见界限清楚低密度不强化区(箭头);E. 镜下示均匀一致的圆形肿瘤细胞呈实性巢状排列,表面围绕非肿瘤性肺泡上皮,HE 中倍放大 ×200

【临床处理】左肺下叶切除术。

【病理结果】(左肺下叶)硬化性肺泡细胞瘤伴部分梗死及泡沫样组织细胞反应。

【影像解读】本例病例形态光整,为富血供病灶,增强呈高、低密度界限分明强化,高密度强化以血管瘤样区、乳头状区为主,而低密度强化以实性区、硬化区为主,符合 PSP 诊断,本例患者为中年男性,需与周围型肺癌、巨淋巴增生症等疾病鉴别,周围型肺癌常见分叶、毛刺、空泡征、胸膜凹陷征等恶性征象,强化不均匀,强化低于 PSP;巨淋巴增生症以肺门部多见,病变中央区可以有树枝状钙化,增强扫描明显持续强化。

病例二

【临床病史】女性,55 岁,体检发现右肺下叶结节,无咳嗽、咳痰,无咯血,无胸闷、气促,无恶心、呕吐,无夜间盗汗、午后潮热。实验室检查无殊。

【影像表现】右肺下叶椭圆形结节,中央见斑点状钙化,边缘光整,无分叶及毛刺征象,周围局部见淡淡的晕征改变,无明显卫星病灶,增强扫描呈渐进性强化(图 5-49)。

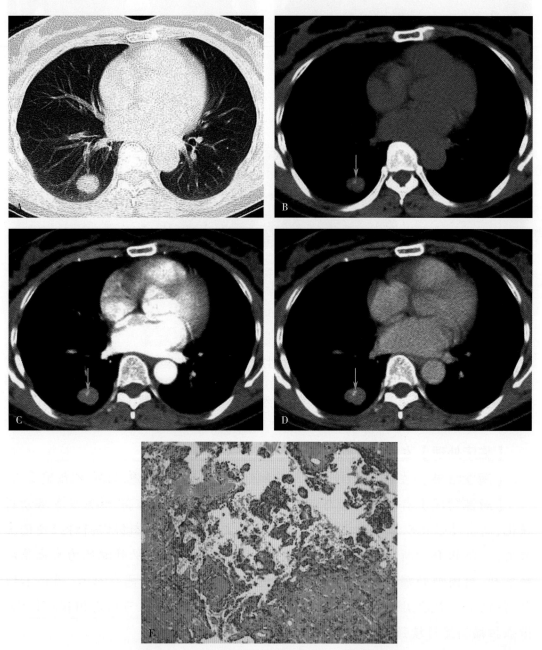

图 5-49　右肺下叶硬化性肺细胞瘤 CT 表现及病理

A、B. 胸部 CT 平扫右肺下叶椭圆形结节,内见斑点状钙化(箭头),病灶周边淡晕征改变,无分叶及毛刺征象,周围无明显卫星病灶;C、D. 胸部 CT 增强扫描病变呈渐进性强化(箭头);E. 术后病理镜下示肿瘤细胞排列成乳头状,实性巢状,乳头状区域表面衬覆矮柱状细胞,乳头间质为卵圆形、圆形细胞,实性巢状区域为圆形细胞,间质大部分区域胶原化、钙化,HE 中倍放大 ×200

【临床处理】右肺下叶切除术。

【病理结果】(右肺下叶)硬化性肺泡细胞瘤。

【影像解读】本例病例浅分叶,有钙化,边缘光整,周围出现晕征,表现为病灶周围淡淡的磨玻璃影,代表病灶微出血可能,增强扫描呈渐进性强化,符合PSP诊断,需与错构瘤、结核球及周围型肺癌等鉴别。错构瘤常见钙化及脂肪成分,典型者呈"爆米花"样钙化,增强后强化程度较低;结核球好发于上叶尖后段及下叶背段,病灶周围可见卫星灶,增强后一般轻度或不强化,内见干酪样坏死;周围型肺癌有分叶、毛刺等恶性征象,后期强化往往是退出,不均匀,强化程度不如PSP。

病例三

【临床病史】女性,65岁,体检发现右肺肿块,无胸闷气闭,无头晕头痛,无咳嗽咳痰,无恶心呕吐,无腹胀腹痛,实验室检查未见异常。

【影像表现】右肺上叶纵隔旁一类圆形肿块,密度欠均匀,周边见斑点状钙化,边缘光整,无分叶毛刺征象,周围无明显卫星病灶,增强扫描病灶强化显著,近侧肺动脉明显增粗,表现为肺动脉为主征,周围见贴边血管征,其内部见粗大血管,强化明显,局部可见小灶性低密度区,病灶与纵隔分界不清,肺门未见明显肿大淋巴结(图5-50)。

【临床处理】右肺上叶切除术。

【病理结果】(右肺上叶)硬化性肺泡细胞瘤。

【影像解读】本例病例与纵隔分界不清,定位较困难,结合其主体位于肺内,长轴与右上肺平行,纵隔内脂肪间隙存在,定位于右肺上叶,病灶形态规整,无分叶、毛刺,富血供强化,可见周围贴边血管征及肺动脉为主征,内部见粗大肺动脉供血,以及高、低密度界限分明强化表现,符合PSP诊断。本例需与神经内分泌肿瘤、炎性假瘤、平滑肌瘤、周围型肺癌等鉴别。神经内分泌肿瘤亦为富血供病变,中央型多见,可有钙化,典型有驼峰征表现,明显均匀强化;炎性假瘤病理多为炎性细胞组成的肉芽肿病变,可有长毛刺表现,强化较明显,病灶周边往往欠清;平滑肌瘤少见,多见40岁以上女性,边缘清楚,可轻度分叶,显著强化;周围型肺癌有分叶、毛刺等恶性征象,较大易侵犯毗邻大血管,不均匀强化,强化程度不如PSP。

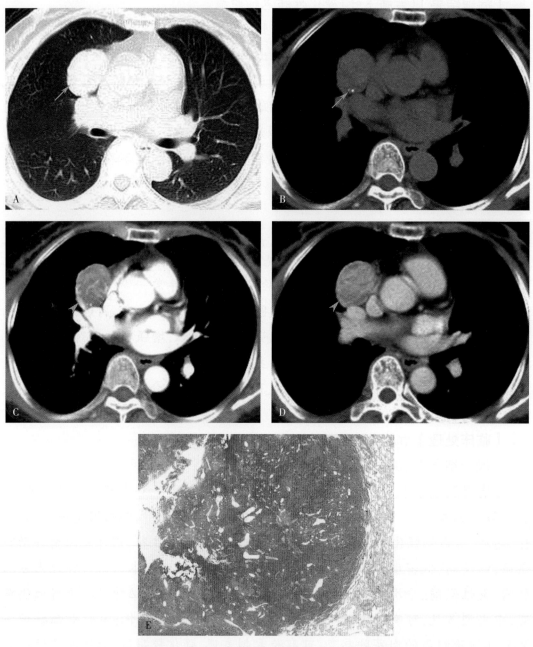

图 5-50 右肺上叶硬化性肺细胞瘤 CT 表现及病理

A、B. 胸部 CT 示右肺上叶纵隔旁一类圆形肿块,平扫密度欠均匀,周边见斑点状钙化,边缘光整,无分叶毛刺征象(长箭头);C、D. 增强扫描近侧肺动脉明显增粗,病灶周围见贴边血管征(短箭头),其内见粗大血管,局部见小灶性低密度区,病灶与纵隔分界不清;E. 低倍镜下境界清楚的结节,无包膜,HE 低倍放大 ×20

第十七节　新型冠状病毒肺炎

新型冠状病毒肺炎（coronavirus disease 2019,COVID-19）是由新型冠状病毒（2019-novel coronaviruses,2019-nCoV）引起的以肺部炎症性病变为主的急性传染病,也可引起消化系统、神经系统等损害,并出现相应症状。临床表现以发热、干咳、乏力等为主要表现,少数患者伴有鼻塞、流涕、咽痛、肌痛和腹泻等症状,在发病早期外周血白细胞总数正常或减少,淋巴细胞计数正常或减少,部分患者可出现肝酶、乳酸脱氢酶（LDH）、肌酶和肌红蛋白水平升高,多数患者 C 反应蛋白（CRP）水平升高和红细胞沉降率（简称血沉）增快,降钙素原正常。实时荧光 RT-PCR 检测新型冠状病毒核酸阳性为 COVID-19 诊断的"金标准",但受标本采集技术、试剂盒质量、疾病演变过程等多种因素的影响,虽然核酸检测结果特异度高,但存在一定假阴性。

COVID-19 多数具有明显影像学特征,典型表现为两肺位于胸膜下或沿支气管血管束分布的单发或多发楔形、斑片状磨玻璃病灶,长轴与胸膜平行,铺路石征、血管增粗征及空气支气管征。少部分 COVID-19 患者 CT 早期影像表现仅为单发或多发结节型病灶,容易造成误诊。

病例一

【临床病史】男性,40 岁,咽部不适、间断咳嗽 10 天,伴轻度胸闷,无呼吸困难、胸痛、发热,无明显鼻塞、流涕,无尿频、尿急、尿痛等其他不适。否认近期曾前往武汉,新型冠状病毒核酸检测阳性后,口服"连花清瘟"及"奥司他韦"治疗,余实验室检查无殊。

【影像表现】右肺上叶见亚实性小结节,周围晕征,6 天后复查,结节明显增大、变实,内见空气支气管征,周围尚清晰,14 天后复查,结节吸收,周缘密度明显变淡,呈晕征改变,见图 5-51。

【临床处理】抗病毒治疗。

【临床诊断】新型冠状病毒性肺炎。

【影像解读】早期表现为小叶中心实性结节,周围围绕磨玻璃密度影。6 天后病灶进展、实变,14 天后结节周缘吸收,呈典型结节伴晕征,晕征其病理基础是病灶周围炎性反应、血管闭塞和出血性梗死及大量炎性细胞浸润等。COVID-19 结节伴晕征,可能是病毒攻击小叶中心间质,即小叶中心肺动脉和细支气管,所以是类圆形实性结节,并向壁外间质、周围肺泡间质蔓延,形成结节周围磨玻璃改变。

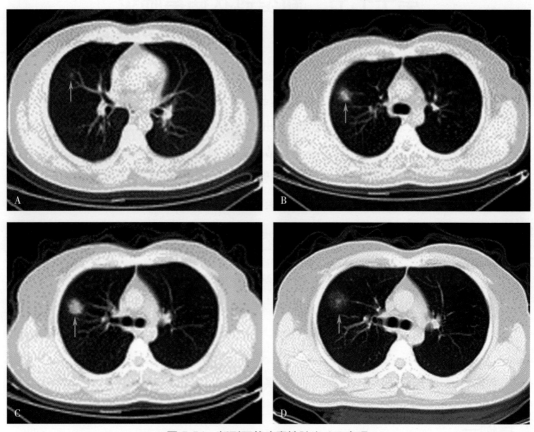

图 5-51　新型冠状病毒性肺炎 CT 表现

A. 肺窗轴位示右肺上叶实性小结节,周围见晕征(箭头);B、C. 6 天后复查,结节明显增大、变实,内见空气支气管征(箭头);D. 14 天后复查,结节吸收,周缘密度明显变淡,边界模糊,呈典型的晕征改变(箭头)

病例二

【临床病史】男性,46 岁,鼻塞、阵发性头痛 1 天,无流涕,无咳嗽咳痰,无发热,无胸痛,无全身酸痛,无咯血,无胸闷及呼吸困难,无恶心呕吐,无关节红肿,无腹痛腹泻。流行病学史:患者与妻儿于 7 天前从杭州驾车返回景宁,其妻子今中午诊断为"新型冠状病毒感染肺炎"疑似病例。超敏 CRP,血常规(五分类):白细胞 4.63×10^9/L(正常),淋巴细胞计数 1.39×10^9/L(正常),超敏 C 反应蛋白 13.90mg/L(正常 0~10mg/L);新型冠状病毒核酸检测阳性。

【影像表现】发病第 1 天 CT 示右肺上叶实性小结节,发病第 3 天复查示右肺上叶结节增大,密度更实,边界清楚,可见空气支气管征,见图 5-52。

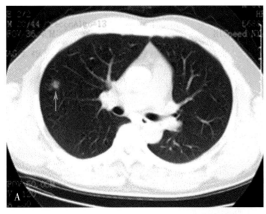
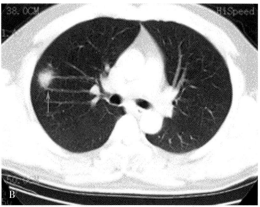
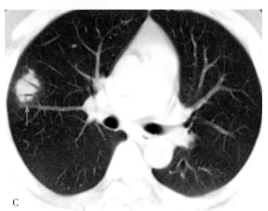

图 5-52 新型冠状病毒性肺炎 CT 表现

A.发病第 1 天 CT 肺窗轴位示右肺上叶实性小结节,边界清楚(箭头);B、C.发病第 3 天复查,
CT 肺窗轴位示右肺上叶结节增大,密度更实,边界清楚,其内可见空气支气管征(箭头)

【治疗策略】克力芝抗病毒治疗。

【临床诊断】新型冠状病毒性肺炎。

【影像解读】空气支气管征主要是支气管周围肺组织因各种原因致气体含量减少,肺组织密度增高,而此时病变肺组织中的支气管内气体无明显减少,两者形成密度对比而成,COVID-19 多提示病毒侵犯上皮细胞,造成相应支气管周围炎性渗出或支气管管壁的炎性水肿、增厚,但一般不引起细支气管阻塞。

病例三

【临床病史】男性,41 岁,咳嗽、发热 5 天,干咳为主,全身乏力不适伴纳差,无恶心呕吐,无四肢抽搐,发病前曾有接触新型冠状病毒肺炎疑似病例(患者妻子及儿子均为疑似病例),但未确诊。新型冠状病毒核酸检测阳性。

【影像表现】两肺多发磨玻璃结节,沿胸膜下及支气管血管束分布,部分结节内见增粗血管影,右肺下叶胸膜下磨玻璃结节,其内见血管增粗征,见图 5-53。

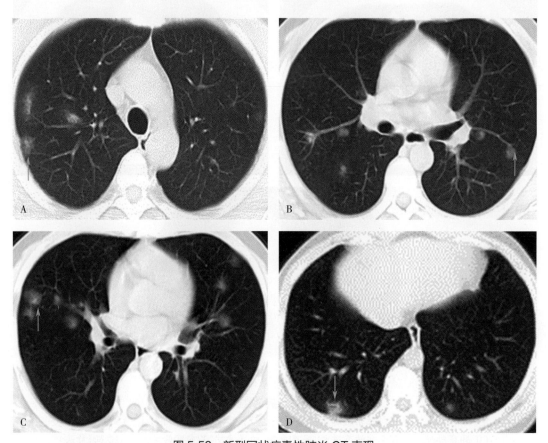

图 5-53　新型冠状病毒性肺炎 CT 表现

A~C.两肺多发纯磨玻璃结节,沿胸膜下及支气管血管束分布,部分结节内见增粗血管影,边界稍模糊（箭头）;D.右肺下叶胸膜下纯磨玻璃结节,边界模糊,其内见血管增粗征（箭头）

【临床处理】抗病毒治疗。

【临床诊断】新型冠状病毒性肺炎。

【影像解读】COVID-19 病灶主要分布于胸膜下或沿着支气管血管束,这可能与新冠肺炎肺部病灶来自周围区域有关,结合文献报道 SARS 病理改变,病毒直接到达肺外周皮层小叶,导致肺泡上皮损伤,肺泡内壁形成玻璃样物质膜,血管充血,邻近多个小叶同时被累及,形成以小叶为基本单位的影像表现。血管增粗征的血管大多为肺动脉,部分为肺静脉,这些血管是肺内本身就有的血管,只是因为肺内病变的发生导致正常血管的一些异常改变。炎性结节"血管征"主要表现为血管进入、增粗、增多,COVID-19 的血管增粗征,提示可能病理改变为血管通透性增高,引起相应的血管扩张。也有学者认为炎性刺激,血管周围间质水肿、增厚,但血管本身的走行正常。

第十八节　介入治疗典型病例

病例一

【临床病史】女性,29岁,体检发现左肺上叶结节,随访4年,肺部CT提示"左肺上叶磨玻璃结节,密度稍增高,建议密切随访,恶性肿瘤待除外"。患者无临床症状,肿瘤指标正常。

【影像表现】左肺上叶磨玻璃密度结节灶,直径约5mm,靶扫描显示病灶密度不均,内见空泡及穿行小血管,边界尚清,未见胸膜凹陷征(图5-54)。

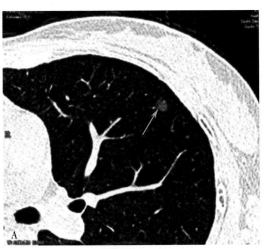

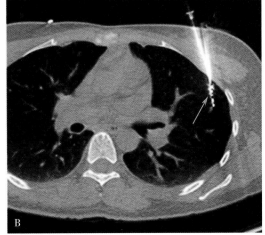

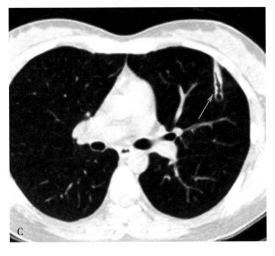

图5-54　左肺上叶腺癌CT表现

A.靶扫描横断位肺窗,左肺上叶见磨玻璃密度结节(箭头);B.局麻后CT引导下行左肺上叶结节微波消融术(箭头);C.术后1个月复查图像,左肺上叶结节消失,局部见消融针道瘢痕(箭头)

【手术经过】患者全麻下行CT引导下肺结节穿刺活检＋同步微波消融术，患者予仰卧位，CT扫描确定穿刺部位及角度，局部浸润麻醉后，穿刺活检针及微波消融针逐层穿刺进入病灶边缘，反复CT扫描确定穿刺套管针及微波消融针位置准确后，通过穿刺针切取组织条1条，随后行肺结节微波消融治疗，设定功率60W，时间3min，消融时间完成后，复查CT扫描见病灶周围密度增高，未见明显气胸及出血征象，退出穿刺针及微波消融针，观察15min患者无明显不适，完成治疗。

【病理结果】（左肺上叶）腺癌。

病例二

【临床病史】女性，68岁，体检发现左肺上叶结节1个月，患者无临床症状，肿瘤指标正常。

【影像表现】左肺上叶不规则磨玻璃结节，大小约16mm×18mm，可见分叶、毛刺及胸膜凹陷，PET/CT提示左上肺结节FDG代谢稍增高，提示恶性肿瘤可能（图5-55）。

【手术经过】患者全麻下行CT引导下肺结节穿刺活检＋同步微波消融术，患者予仰卧位，CT扫描确定穿刺部位及角度，局部浸润麻醉后，穿刺活检针及微波消融针逐层穿刺进入病灶边缘，反复CT扫描确定穿刺套管针及微波消融针位置准确后，通过穿刺针切取组织条1条，随后行肺结节微波消融治疗，设定功率60W，时间3min，消融时间完成后，复查CT扫描见病灶周围密度增高，未见明显气胸及出血征象，退出穿刺针及微波消融针，观察15min患者无明显不适，完成治疗。

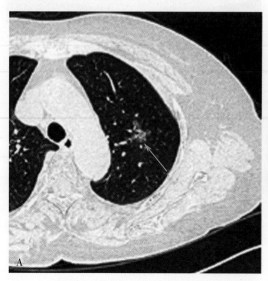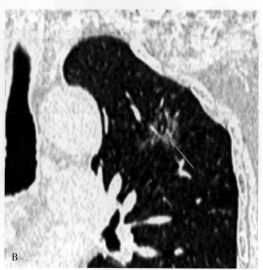

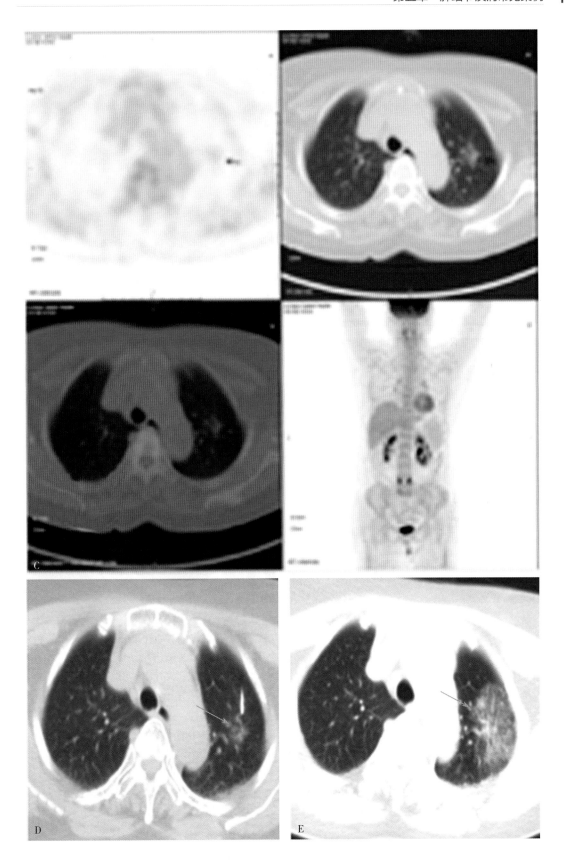

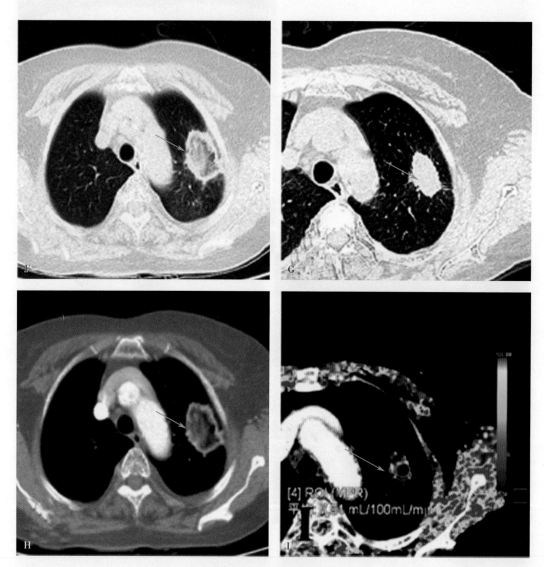

图 5-55　左肺上叶腺癌

A、B. 横断位及冠状位肺窗示左肺上叶不规则磨玻璃密度结节（箭头）；C. PET/CT 扫描左肺上叶结节 FDG 代谢稍增高；D. 局麻后 CT 引导下行左肺上叶结节穿刺活检＋同步微波消融（箭头）；E. 术后消融区见片状高密度出血影（箭头）；F. 术后 1 周复查示左肺上叶病灶残留手术瘢痕，呈蛋黄样改变（箭头）；G. 术后 1 个月复查原左肺上叶术区见片状高密度瘢痕影（箭头）；H. 增强扫描左肺上叶术后瘢痕影未见强化，周围见环形炎性反应带；I. 灌注扫描示原消融术区未见血流灌注

【病理结果】（左肺上叶）腺癌。

【术后随访】术后 12、18、24 及 30 个月复查 CT 随访未见复发（图 5-56）。

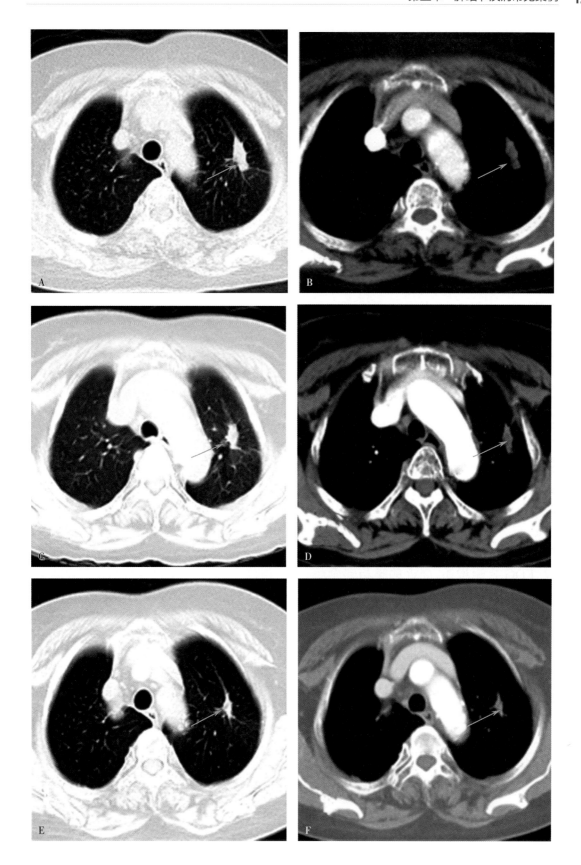

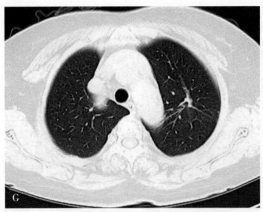

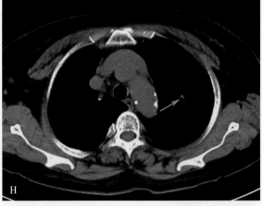

图 5-56　左肺上叶腺癌

A、B. 1 年后复查 CT 示左肺上叶见索条状高密度残存瘢痕影,增强扫描未见强化(箭头);C、D. 术后 18 个月复查示左肺上叶残存瘢痕影较前缩小,增强扫描仍未见强化(箭头);E、F. 术后 24 个月复查示左肺上叶灶残存瘢痕影较前进一步缩小,增强扫描仍未见强化(箭头),肿瘤处于完全灭活状态;G、H. 术后 30 个月复出显示左上肺残存瘢痕进一步缩小,未见明显复发

病例三

【临床病史】女性,64 岁,1 个月前在外院检查胸部 CT 提示"右肺上叶磨玻璃密度结节,恶性肿瘤待除外"。患者无畏寒发热,无咳嗽咳痰等临床症状,予口服消炎药 2 周后复查胸部 CT 提示"右上肺磨玻璃密度结节,无变化,考虑肺癌"。血常规、肝肾功能、凝血功能、心肺功能及肿瘤指标等基本正常。

【影像表现】肺部靶扫描增强 CT:右肺上叶混杂磨玻璃密度结节灶,肺窗大小约 14mm×22mm×18mm,靶扫描示结节内较多实性成分及增粗血管影,邻近胸膜牵拉,提示恶性肿瘤可能;PET/CT:右肺上叶近胸膜下见一混杂磨玻璃密度结节,FDG 代谢增高,邻近胸膜局部牵拉,考虑微浸润腺癌(MIA)可能(图 5-57)。

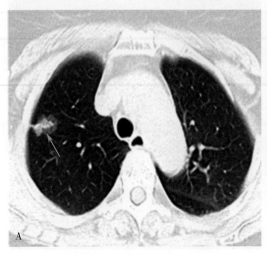

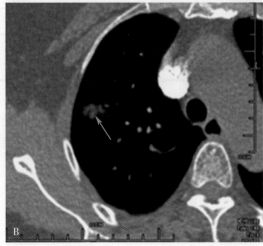

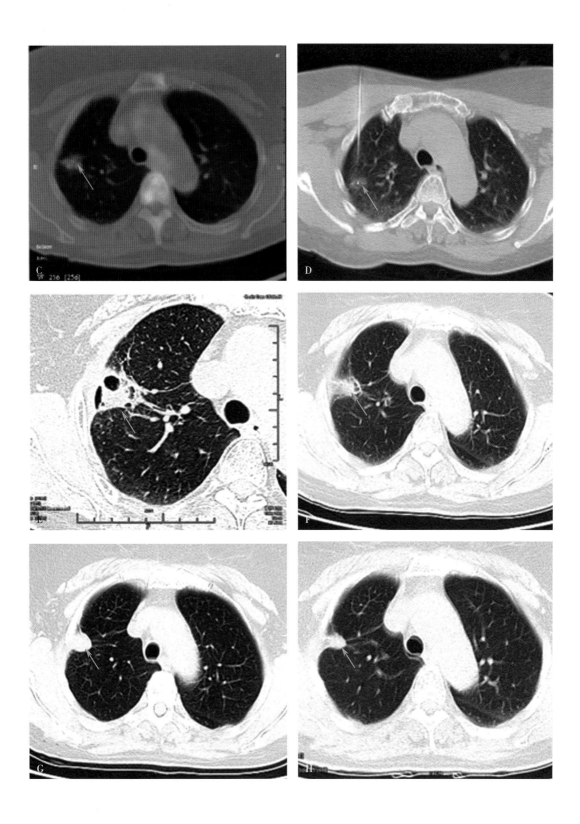

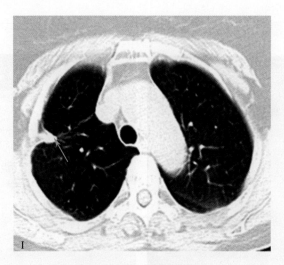

图 5-57　右肺上叶腺癌

A~C.右肺上叶见一混杂磨玻璃密度结节,PET/CT示结节FDG增高(箭头);D.同步行肺穿刺活检及射频消融术;E.术后1个月,消融区见瘢痕组织,周围见絮状、条索状炎性改变;F.术后3个月病灶周围炎性反应有所吸收;G.术后6个月,原消融区域周围炎性病变进一步吸收;H.术后12个月,原消融区域周围炎性病变基本吸收;I.术后18个月,消融区瘢痕影较前缩小,境界清楚(箭头)

【手术经过】患者全麻下行CT引导下肺结节穿刺活检＋射频消融术,患者予仰卧位,CT扫描确定穿刺部位及角度,局部浸润麻醉后,穿刺活检针及射频消融针逐层穿刺进入病灶边缘,反复CT扫描确定穿刺套管针及射频消融针位置准确后,通过穿刺针切取组织条1条,随后行肺结节射频消融治疗,设定射频消融温度105℃,时间5min,消融时间完成后,复查CT扫描见病灶周围密度增高,未见明显气胸及出血征象,退出穿刺针及微波消融针,观察15min患者无明显不适,完成治疗。

【病理结果】(右肺上叶)腺癌。

321